Heba Tallah El A. M. Shaban

Efeito do ensino da saúde na melhoria dos pequenos desconfortos pós-parto

Heba Tallah El A. M. Shaban

Efeito do ensino da saúde na melhoria dos pequenos desconfortos pós-parto

ScienciaScripts

Imprint

Any brand names and product names mentioned in this book are subject to trademark, brand or patent protection and are trademarks or registered trademarks of their respective holders. The use of brand names, product names, common names, trade names, product descriptions etc. even without a particular marking in this work is in no way to be construed to mean that such names may be regarded as unrestricted in respect of trademark and brand protection legislation and could thus be used by anyone.

Cover image: www.ingimage.com

This book is a translation from the original published under ISBN 978-620-7-80476-4.

Publisher:
Sciencia Scripts
is a trademark of
Dodo Books Indian Ocean Ltd. and OmniScriptum S.R.L publishing group

120 High Road, East Finchley, London, N2 9ED, United Kingdom
Str. Armeneasca 28/1, office 1, Chisinau MD-2012, Republic of Moldova, Europe
Printed at: see last page
ISBN: 978-620-7-76589-8

Índice

Introdução

O período pós-parto é o período que vai desde a saída da placenta até às seis semanas após o parto. A maior parte das alterações da gravidez, do trabalho de parto e do parto já se resolveram e o corpo regressou ao estado de não gravidez. É uma fase muito especial na vida de uma mulher recém-parida e do seu recém-nascido. É o evento mais crítico, de transição e de mudança de vida, caracterizado por emoções fortes, mudanças físicas, relações novas e alteradas, pressupostos e ajustes no papel do sujeito (Abd el-Razek, 2013).

O enfermeiro desempenha um papel importante no período pós-parto, não só para fazer uma avaliação de enfermagem pós-parto física, emocional e psicossocial adequada, mas também para ensinar as mães após o parto e antes de receberem alta do hospital, com base nas necessidades biopsicossociais, assistência e aconselhamento antecipatórios adicionais (Abd el- Razek, 2013).

No pós-parto, podem ocorrer pequenos desconfortos resultantes da adaptação de todos os sistemas. Os desconfortos menores comuns no pós-parto incluem dor pós-parto, dor perineal, obstipação, distensão urinária e problemas de lactação. A prestação de cuidados imediatos e eficazes durante e após o parto para estes problemas pode fazer a diferença na adaptação da mãe ao período pós-parto precoce (Abd el-Razek, 2013).

Um estudo conduzido por Mirzaee, Ghadikolaee, Shakeri e Bazzaz (2013) sobre pequenos desconfortos pós-parto, mostrou que 91,6%, 90,3% e 83,5% das mulheres relataram pelo menos um problema uma semana, seis semanas e doze meses após o parto, respetivamente. Muitos destes problemas poderiam ser resolvidos através da educação e da consciencialização.

Webb, Bloch, Coyne, Chung, Bennett & Culhane .(2013) realizaram um estudo para explorar a relação entre sintomas físicos relatados, limitações funcionais e bem-estar emocional de mulheres no pós-parto. Os resultados mostraram que mais de dois terços (69%) das mães relataram ter tido problemas de saúde física desde o parto. Cinquenta e quatro por cento referiram pelo menos um problema de gravidade moderada ou grave (por oposição a simplesmente ligeiro) e 20% referiram pelo menos um problema de gravidade grave. A gravidade foi consistentemente correlacionada com revisões de um ou mais limites funcionais e medidas de bem-estar emocional negativo, juntamente com sintomatologia depressiva. Por conseguinte, uma avaliação cuidadosa do estado de saúde físico, funcional e emocional das mães no ano a seguir ao parto pode melhorar ainda mais os cuidados pós-parto satisfatórios e o ajustamento pós-parto.

Um estudo realizado por Kavitha, Aroun, Prasath e Krishnaraj (2013) para avaliar os conhecimentos sobre cuidados pós-natais entre as mulheres pós-natais mostrou que 50% tinham conhecimentos inadequados, 15% tinham conhecimentos adequados e 35% tinham conhecimentos moderadamente adequados. Noventa e seis por cento das mulheres tinham pelo menos um sintoma de saúde física no período pós-natal.

A dor pós-parto é um dos pequenos desconfortos mais comuns relatados pelas mulheres no pós-parto, que resulta de contracções rápidas e intermitentes do útero após a saída da placenta e das membranas, sentidas na parte inferior do abdómen e na parte inferior das costas durante o 3º ou 4º dias e que se prolongam durante uma semana após o parto. A sua gravidade é semelhante à das cólicas menstruais, com um desconforto extremo. Pode levar a respostas neuro-hormonais de stress, ansiedade, distúrbios do sono e emocionais, incapacidade de realizar os exercícios diários, recusa de amamentação que afecta o fluxo de leite materno, redução da atenção ao recém-nascido e perturbação da relação. As dores pós-parto são agravadas pelo ato de amamentar devido ao efeito da oxitocina sérica que é segregada pela hipófise posterior principalmente como parte do reflexo de descida do leite (Ebirim & Buowari e Ghosh 2012).

Outro problema preocupante é a dor perineal que é um sintoma comum entre as mulheres que pode ocorrer imediatamente após o parto e persistir para além do período pós-natal. A intensidade da dor é acelerada com a existência de uma episiotomia entre as mulheres com parto vaginal, o que é influenciado pela mobilidade, sentar-se, cuidar do bebé, amamentar e dificulta a realização de actividades de autocuidado. O remédio consiste no uso de bolsa de gelo, anestésico tópico conforme a necessidade, banho de assento de duas a três vezes ao dia e exercícios de Kegal (Francisco, Kinjo, Mendes, Oliveira, da Silva & Bosco 2014).

O ingurgitamento mamário é uma condição fisiológica que ocorre normalmente entre os dias 3 e 5 após o parto e é caracterizada por um aumento súbito da produção de leite, congestão linfática, vascular e edema intersticial. O ingurgitamento surge em 85% das mulheres. Algumas mulheres sentem apenas um ligeiro inchaço e sensibilidade, enquanto outras sentem dores mais visíveis à medida que os seus seios se tornam firmes e a pele se estica e se torna firme e brilhante. Se o ingurgitamento não for resolvido, inibe o desenvolvimento de uma amamentação bem sucedida e a perda do fornecimento de leite materno. Os padrões actuais de prática para o tratamento incluem: oferecer sacos de gelo, sutiã de apoio, massagem mamária (Brown e Langdon 2014).

A obstipação é definida como uma perturbação funcional do intestino que se caracteriza por dor, desconforto, esforço, fezes duras e irregulares, sensação de evacuação incompleta do intestino e dor no local da episiotomia. As consequências das hormonas da gravidez, a toma de suplementos de ferro e o receio de rasgar os pontos podem aumentar o risco de obstipação pós-parto. A deambulação, a dieta rica em fibras e o aumento da ingestão de líquidos ajudam a defecar no puerpério. Os laxantes e os amaciadores de fezes são medicamentos comuns de eleição para aliviar a obstipação (Turawa, Musekiwa & Rohwer, 2014).

A retenção urinária pós-parto é definida como a incapacidade de esvaziar completamente a bexiga após o parto, que foi classificada por Yip et al. em aberta e encoberta. A retenção urinária aberta é definida como a incapacidade de urinar nas 6 horas seguintes ao parto e a retenção urinária encoberta é bem definida como um volume residual da bexiga pós-micção de ≥ 150 mL após micção espontânea. As alterações durante a gravidez, como a hipertrofia muscular, a lesão do nervo perineal ou pudendo durante o parto e o edema da mucosa após o parto vaginal podem resultar em disfunção miccional. O acompanhamento da função urinária no pós-parto é crucial. O prognóstico precoce da retenção urinária pode evitar mais distensão e, possivelmente, períodos mais longos de disfunção miccional (Gursoy, et al., 2015).

As mães devem obter conhecimentos adequados sobre os pequenos desconfortos durante o período pós-parto, o que as ajudará a cuidar de si próprias durante este período. Se obtiverem conhecimentos adequados, poderão identificar qualquer problema numa fase mais precoce; consequentemente, procurarão aconselhamento médico adequado e atempado para que as complicações sejam evitadas e controladas eficazmente (Zamawe, Masache & Dube 2015).

O enfermeiro tem um papel crucial na prestação de cuidados às mulheres no pós-parto. Os cuidados de enfermagem à mulher no pós-parto incluem a promoção do bem-estar físico do sujeito e do bebé, o apoio ao desenvolvimento da relação entre o bebé e a mãe, o apoio ao desenvolvimento das capacidades de alimentação do bebé, a ajuda à melhoria das capacidades parentais, a ajuda à cessação e recuperação materna das necessidades físicas da gravidez e da experiência do parto, a inspiração e a ajuda à realização de procedimentos profilácticos ou de rastreio específicos preparados através dos diversos programas de cuidados maternos e neonatais, incluindo: Administração de vitamina K e profilaxia ocular, imunização (Rubéola, Hepatite B), prevenção da imunização Rh iso e rastreio do recém-nascido "rastreio de manchas de sangue, rastreio auditivo do recém-nascido" (Kalinowski, Favero, Carraro, Wall, Lacerda 2012).

A educação é considerada como uma das técnicas mais básicas para a melhoria da saúde e promoção da qualidade de vida. A puérpera precisa de reconhecer todos os recursos e serviços à sua disposição e apoio(s) nos aspectos relativos aos cuidados pessoais e com o bebé, apoiar e reforçar os seus conhecimentos sobre a importância deste período e como lidar com pequenos e grandes desconfortos, bem como a sua confiança em si própria e na saúde e bem-estar do seu bebé, permitindo-lhe assim cumprir o seu papel de mãe dentro das suas crenças familiares e culturais específicas (Health Canada's National Guidelines 2012).

Definição operacional

Os desconfortos menores durante o período pós-parto incluídos no presente estudo são o ingurgitamento mamário, o desconforto perineal, a retenção urinária, a obstipação e a dor pós-parto.

Importância do presente estudo

Fortney, Kotelchuck e Glover (2013) referiram que o período pós-parto é a chave para a mortalidade materna nos países em desenvolvimento, com base nos seguintes resultados: 60% das mortes maternas ocorreram no período pós-parto, 45% das mortes pós-parto ocorreram no prazo de 1 dia após o parto, > 65% no prazo de 1 semana > 80% no prazo de 2 semanas. Nos países em desenvolvimento, 80% das mortes pós-parto causadas por factores obstétricos ocorreram no prazo de 1 semana.

O Inquérito Demográfico e de Saúde do Egipto (2014) indicou que as mulheres passam pouco tempo nas unidades de saúde após o parto. Um terço das mulheres passa menos de cinco horas na unidade de saúde após o parto. No total, 57% das mulheres passam menos de um dia na unidade de saúde após o parto

De acordo com o investigador do hospital da Universidade de El Manial durante dois anos, não há ninguém que forneça ensinamentos de saúde relacionados com o desconforto menor que as mulheres pós-parto experimentam durante este período, o que pode afetar o seu estado de saúde e interferir nas suas relações familiares e na forma como lidam com o seu bebé.

No Egipto, existem poucos estudos publicados sobre a importância do ensino da saúde para melhorar o desconforto menor durante o período pós-parto e, indiretamente, melhorar a qualidade de vida das mulheres. Por conseguinte, o estudo proposto contribui para o conhecimento dos dados de investigação sobre os problemas mais comuns que as mulheres enfrentam durante este período. Isto afecta a consciência e a adaptação das mulheres ao período pós-parto.

Objetivo do estudo

O objetivo desta investigação foi avaliar o efeito da educação para a saúde nos pequenos desconfortos pós-parto.

Hipóteses

Para atingir o objetivo do presente estudo, serão testadas as seguintes hipóteses:

As mães que receberem formação em matéria de saúde durante o período pós-parto registarão uma diminuição dos pequenos desconfortos pós-parto.

Métodos

O objetivo deste estudo foi avaliar o efeito das aulas de saúde nos pequenos desconfortos pós-parto.

Design

Neste estudo foi adotado um desenho experimental (pré e pós-teste num grupo) para atingir o objetivo declarado. Este desenho é frequentemente utilizado quando não é logisticamente viável ou ético realizar um ensaio controlado aleatório (Peterson, 2006).

Amostra

Uma amostra de conveniência de 150 puérperas foi recrutada para o estudo com base nas estatísticas do hospital (2015), que revelaram que o hospital recebeu aproximadamente 8500 partos vaginais; assim, o tamanho da amostra foi calculado pela seguinte fórmula:

Fórmula de Yamane : * $n=N / 1+N (e)^2$

n = tamanho da amostra

$\underline{N}$ = Tamanho da população

e= Margem de erro que é ±5% & Nível de confiança =95%

Critérios de inclusão: Mulheres pós-parto primitivo, gravidez a termo, parto vaginal com episiotomia, sem quaisquer complicações médicas e obstétricas e que saibam ler e escrever.

Definição

O estudo foi efectuado na unidade de pós-parto do Maternity University Hospital, da Universidade do Cairo. Trata-se de um hospital público que presta cuidados de saúde gratuitos às mães durante o período pré-natal, natal e pós-natal, bem como a doentes ginecológicas. A unidade pós-parto inclui 2 salas com 30 camas (10 camas para cesariana e 20 camas para parto vaginal normal).

Ferramentas

Os dados foram recolhidos utilizando os seguintes instrumentos:

1- ***Antecedentes pessoais Ficha de entrevista semi-estruturada:*** Este instrumento foi concebido pelo investigador e incluía dados sobre: demografia, como a idade, o local de residência, o rendimento, o nível de escolaridade e a profissão. (Anexo A).

2- ***Instrumento de conhecimento materno sobre o desconforto ligeiro:*** este instrumento foi desenvolvido pelo investigador para determinar o nível de conhecimento das mães sobre o desconforto ligeiro durante o período inicial do parto. Inclui perguntas sobre o desconforto menor durante o período pós-parto. Atribui uma pontuação de 3 à resposta correcta, uma pontuação de 2 ao resultado falso e uma pontuação de 1 ao desconhecido. (Apêndice B).

3- ***Folha de acompanhamento:*** Este instrumento foi adotado de (Fahmy, 2004) e incluía apenas (5) itens de desconfortos menores durante o período pós-parto, tais como: ingurgitamento mamário, desconforto perineal, retenção urinária, obstipação e dor pós-parto. O sistema de pontuação é uma escala de Likert para melhorar os sintomas a partir de uma escala de 3 (a pontuação 3 significa que o desconforto melhorou, a pontuação 2 significa que o desconforto não foi detectado e a pontuação 1 significa que piorou). O investigador acompanhou cada mãe todas as semanas, durante um período de 3 semanas após o parto, através de telefonemas (Anexo C).

Considerações éticas

Em 2016, o Comité de Ética em Investigação concedeu uma aprovação primária para a realização do presente estudo. Foi obtido o consentimento informado por escrito de cada mãe pós-parto que estava disposta a participar no estudo, e o investigador sublinhou que a sua participação no estudo era inteiramente voluntária e que ela tinha o direito de se retirar a qualquer momento sem dar qualquer razão e sem afetar os seus cuidados. Ao mesmo tempo, as puérperas foram informadas de que o estudo não apresentava riscos ou perigos para a sua saúde. Foram tomadas medidas para garantir a confidencialidade da codificação dos dados e os participantes foram informados de que os dados recolhidos seriam utilizados apenas para os fins do estudo.

Validade da ferramenta

A ferramenta desenvolvida será submetida a 5 peritos em enfermagem na área da obstetrícia e ginecologia para testar a validade do conteúdo, e serão efectuadas alterações de acordo com a opinião dos peritos sobre a clareza das frases e a adequação dos conteúdos

Estudo piloto

Foi efectuado um estudo-piloto para testar a viabilidade do instrumento utilizado, a clareza das perguntas e o tempo necessário para responder às perguntas. O estudo-piloto foi efectuado em 10% da amostra. De acordo com os resultados do estudo-piloto, não foram necessárias quaisquer alterações.

Procedimento

O estudo foi realizado em 4 fases: Preparação, entrevista e fase de implementação, bem como fases de acompanhamento:

1- Fase preparatória:

Foi obtida uma autorização oficial dos administradores do hospital para a realização do estudo proposto. Além disso, estes tinham conhecimento de que o investigador é candidato a um mestrado na Faculdade de Enfermagem da Universidade do Cairo. Além disso, incluiu a revisão da literatura recente para construir e preparar o instrumento de recolha de dados.

2- Fase de entrevista: O investigador reuniu-se com as puérperas na unidade de pós-parto e obteve a sua aceitação para serem recrutadas para o estudo, bem como a sua cooperação; o investigador explicou-lhes a natureza e o objetivo do estudo, a sua importância e os seus benefícios.

A) Passo de avaliação da história: Cada mãe pós-parto foi entrevistada para recolher dados relativos a: Dados pessoais e demográficos, como a idade, o local de residência, o nível de escolaridade, a profissão, o número de telefone (para continuar o acompanhamento).

B) Etapa de avaliação dos conhecimentos: O investigador obteve uma avaliação de base dos conhecimentos das mães utilizando o instrumento de avaliação dos conhecimentos maternos sobre o desconforto ligeiro (pré e pós-teste).
O pré e o pós-teste para cada mãe demoram 10 a 15 minutos (Anexo B).
3- Fase de implementação: O investigador deu formação sobre saúde relativamente a pequenos desconfortos, numa sessão de 30 minutos em língua árabe, num grupo para todas as mães disponíveis que cumpriam os critérios de inclusão e aceitavam participar no estudo.

4- Acompanhamento de pequenos desconfortos pós-parto: **Acompanha** a mãe todas as semanas, durante três semanas consecutivas a partir da alta, utilizando a ferramenta de acompanhamento de pequenos desconfortos pós-parto através de telefonemas. As respostas são monitorizadas da seguinte forma:
Se os sintomas estiverem presentes (sim ou não), se os sintomas tiverem melhorado (sim ou não), se os sintomas tiverem sido detectados (sim ou não), se os dados fornecidos tiverem sido cumpridos (sim ou não) e o motivo do incumprimento

(Apêndice C).

Análise estatística

A gestão dos dados foi efectuada através da codificação e da introdução das respostas no pacote estatístico para as ciências sociais (SPSS), versão 21, para análise. O investigador verificou todos os dados para evitar quaisquer discrepâncias. Os dados foram examinados para detetar erros de codificação e de introdução. Foram utilizadas a frequência e a percentagem para os dados numéricos, bem como a média e o desvio padrão para determinar a diferença entre dados numéricos normalmente distribuídos. Foram utilizados o teste de Wilcoxon e o teste de Friedman. Para determinar a diferença entre os dados categóricos, foi utilizado o teste não paramétrico do coeficiente de contingência. A probabilidade (p-valor) inferior a 0,05 foi considerada significativa e inferior a 0,001 foi considerada altamente significativa.

Limitações do estudo

Durante o trabalho de campo do estudo foram levantados alguns obstáculos como

1- Algumas mães não atendiam as chamadas telefónicas, por isso era substituída por outra mãe.

2- Algumas mães desenvolveram factores de risco que não são desconfortos menores como HIN, PPH.

3- A área não foi suficientemente eficiente para ajudar na recolha de dados devido a uma ronda médica ou outra intervenção de enfermagem.

Resultados

Os resultados serão apresentados em três partes:

Parte I: Características demográficas: Esta parte inclui dados relativos à idade, nível de escolaridade, residência, profissão, rendimento familiar, situação de vida

Parte 2: Avaliação dos conhecimentos da mãe sobre os pequenos desconfortos esperados durante o período pós-parto. Esta parte inclui perguntas relacionadas com os desconfortos menores esperados (dor pós-parto, ingurgitamento mamário, obstipação, retenção urinária e episiotomia).

Parte 3: Acompanhamento dos pequenos desconfortos pós-parto. Esta parte inclui as seguintes questões:

A. Respostas das mães à exatidão e adequação das instruções

B. Efeito das aulas de saúde dadas sobre os pequenos desconfortos pós-parto relatados pelas mães.

Quadro 1

Distribuição das mães de acordo com as suas características demográficas (n=150)

Variables	No.	%
-Age in years		
20-	78	52.0
25-	55	36.7
30-	12	8.0
35-40	5	3.3
Mean ±SD = 25.78±4.233		
-Level of Education		
Can read and Write	70	46.7
Technical / Secondary school	66	44.0
University Education	14	9.3
-Residence		
Rural	64	42.7
Urban	86	57.3
-Occupation		
Housewife	147	98.0
Employee	3	2.0
-House hold		
Private house	60	40.0
Family house	90	60.0
-Health insurance		
No	105	70.0
Yes	45	30.0

A tabela (1) mostra que a idade das mães variava entre 20 e 40 anos, com uma média de 25,78±4,233 anos. Pouco mais de metade (52%) das mães tinha entre 20 e 24 anos, enquanto poucas (3,3%) tinham entre 35 e 40 anos. No que respeita ao nível de escolaridade das mães, menos de metade (46,7%) das mães da amostra do estudo sabem ler e escrever, ao passo que apenas 9,3% delas atingiram um nível de escolaridade elevado. Além disso, menos de metade (42,7%) das mães vivia em zonas rurais. A maioria das mães (98%) era dona de casa. Além disso, (60%) delas viviam numa casa de família e não numa casa particular. Apenas cerca de um terço (30%) delas tinha seguro de saúde.

Quadro 2

Conhecimentos da mãe relativamente a pequenos desconfortos pós-parto (n150)

Mother knowledge Response	Pre test		Post test		Wilcoxon Test	P value
	No.	%	No.	%		
Having knowledge	53	35.3	149	99.3		
Doesn't have knowledge	97	64.7	1	0.7	-9.798	0.000
Total	**150**	**100.0**	**150**	**100.0**		

O teste Baseado nas classificações negativas

A Tabela (2) revela que mais de metade (64,7%) das mães do estudo mencionaram que não tinham conhecimento de pequenos desconfortos durante o período pós-parto antes da formação em saúde, em comparação com muito poucas (0,7%) que ainda não tinham conhecimento após a sessão.

Quadro 3

Conhecimentos da mãe relativamente a pequenos desconfortos conhecidos no pós-parto (n=53)

Reported Minor Discomfort	Pretest		Posttest		Wilcoxon Test	P value
	No.	%	No.	%		
Colic	38	71.7	45	84.9		
Hemorrhoid pain	7	13.2	40	75.5		
Episiotomy pain	5	9.4	30	56.6		
Fatigue	10	18.9	15	28.3		
Breast engorgement	8	15.1	33	62.3	-10.539	0.000
Constipation	0	0.0	29	54.7		
Retention of urine	5	9.4	38	71.7		
Vulval discomfort	4	7.5	25	47.2		
Cracked nipple	0	0.0	83	55.3		

N.B: Os números não são mutuamente exclusivos e o teste baseia-se em classificações negativas

Em relação ao conhecimento materno; a tabela (3) revelou que as mães relataram no pré-teste que tinham conhecimento sobre cólica, cansaço, ingurgitamento mamário, hemorroida, dor de episiotomia, retenção de urina, vaginal (71,7%, 18,9%, 15,1%, 13,2%, 9,4%, 9,4% e 7,5% receptivamente). Após a sessão de educação para a saúde, a tabela revela que as mães tinham conhecimentos sobre cólicas, hemorróidas, retenção de urina, ingurgitamento mamário, mamilo gretado, dor na episiotomia (84,9%, 75,7%, 71,4%, 62,3%, 56,6%, 55,3%, 54,7%, 47,2% e 28,3%, respetivamente). Estes resultados mostraram uma diferença altamente significativa entre o pré-teste e o pós-teste (p=0,000).

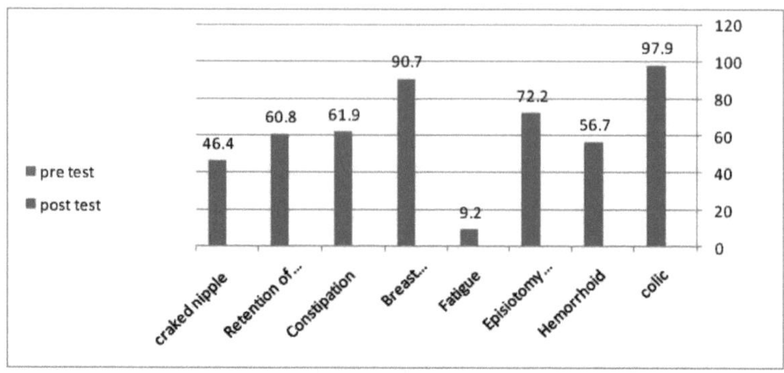

Figura (1) conhecimento pós-teste das mães em relação a pequenos desconfortos pós-parto desconhecidos (n=97)

A Figura (1) mostra que a maioria (97%) das mães não tinha qualquer conhecimento sobre os sintomas de desconforto menor antes da sessão de ensino da saúde (tal como indicado no pré-teste). Os resultados do pós-teste revelaram que os conhecimentos sobre as cólicas e o ingurgitamento mamário indicavam uma percentagem elevada de sintomas (97,9% e 90,7%, respetivamente) em comparação com os outros sintomas e estes resultados reflectiam uma diferença significativa entre os conhecimentos das mães no pré e no pós-teste (p=0,000).

Quadro 4.

Causas da falta de conhecimento das mães sobre os pequenos desconfortos pós-parto

(n=97)

Causes	No.	%
Primpara	51	52.6
No source of information	18	18.5
Having no interest to know	28	28.9
Total	97	100.0

A tabela (4) mostra que um pouco mais de metade (52,6%) das causas da falta de conhecimento dos indivíduos está relacionada com o facto de serem primitivos. A terceira causa (18,5%) foi o facto de as mães do estudo não terem qualquer fonte de informação.

Quadro 5

Fontes de informação da mãe relacionadas com o desconforto menor pós-parto e a sua gestão (n=53)

Sources	Sources of Postpartum Minor Discomfort		Sources of Minor Discomfort Management	
	No.	%	No.	%
No source	10	18.9	10	18.9
Mother	25	47.2	25	47.2
Friends	4	7.5	3	5.7
Predictions	6	11.3	5	9.4
T.V media	8	15.1	10	18.8
Total	53	100.0	53	100.0

Como se pode ver na tabela (3), pouco mais de metade (53%) das mães tinha conhecimentos prévios sobre o desconforto pós-parto menor e a sua forma de tratamento. Assim, a tabela (5) revelou que 18,9% das mães não especificaram nenhuma fonte de conhecimento sobre o desconforto menor pós-parto e a sua gestão, em comparação com 47,2% das mães que referiram que a mãe foi a primeira fonte de conhecimento sobre o desconforto menor e a sua gestão, em comparação com as outras fontes, a televisão, os amigos e a previsão, como fontes de conhecimento, que foram referidas por 15%, 7,5% e 11,3%, respetivamente.

Quadro 6

Conhecimentos da mãe sobre o tratamento da dor pós-parto (n=150)

Methods	Pretest		Posttest		Wilcoxon Test	P value
	No.	**%**	**No.**	**%**		
Lack of knowledge	74	49.3	2	1.3		
Knowledge related to fluids received:						
• Warm fluids (anise, cinnamon, and peppermint	56	37.3	80	53.4		
• Forbidden drinking of cold fluids	0	0.0	20	13.4	- 9.614	0.000
• Forbidden drinking of caffeine as coffee.	0	0.0	40	26.6		
Knowledge related to Abdominal management:						
• Warm compresses above the abdomen	0	0.0	70	46.7		
• Massage of abdomen	1	0.6	40	26.7		
Other Intervention:						
• Neglecting of after pain	3	2.0	5	3.3		
• Analgesic	27	18.0	2	1.3		
• Early ambulation and walking	0	0.0	40	26.7		
• Forbidden eating certain typed of food as (broccoli, scallions)	0	0.0	45	30.0		
• Frequent evacuation of bladder	0	0.0	50	33.4		

N.B: The numbers are not mutually exclusive & the test based on negative ranks

A tabela (6) e a figura (2) indicam que um pouco menos de metade (49,3%) das mães não sabiam como gerir o produto, ao passo que um pouco mais de metade (50,7%) utilizavam diferentes formas de gestão:

O primeiro estava relacionado com o tipo de líquido recebido, uma vez que 37,3% das mães receberam apenas líquidos quentes, como anis e hortelã-pimenta, durante o pré-teste. Após a sessão de ensino sobre saúde, o pós-teste indicou que 53,4% usavam líquidos quentes, 26,6% proibiam o uso de cafeína ou chá e 13,4% proibiam o consumo de líquidos frios.

A segunda forma de gestão relacionada com a gestão abdominal foi referida por apenas 0,6% das mães durante o pré-teste, em comparação com 73,4% das mães que referiram utilizar estes métodos durante o pós-teste.

A terceira forma de gestão está relacionada com outras intervenções, uma vez que apenas 18% das mães receberam analgésicos. Após a sessão de ensino sobre saúde, o pós-teste indicou que 50% delas costumavam evacuar a bexiga, 45% proibiam a ingestão de certos tipos de alimentos como brócolos e cebolinhas e 40% utilizavam a deambulação precoce.

Quadro 7

Conhecimentos da mãe sobre o tratamento do ingurgitamento mamário (n=150)

Methods	Pretest		Posttest		Wilcoxon Test	P value
	No.	**%**	**No.**	**%**		
Lack of knowledge	97	64.6	0	0.0		
Compresses:						
• Warm compresses	10	6.6	40	26.7		
• Cold compress after lactation	0	0.0	70	46.7		
• Frozen cabbage leaves between feedings	0	0.0	35	23.4		
Breast massage with:						
• Brush	10	6.6	0	0.0	-9.983	0.000
• Hand	5	3.3	70	46.7		
Suctioning	11	7.3	15	10.0		
frequent / adequate breast feeding	9	6.0	50	33.4		
Wear supportive bra	0	0.0	39	26.0		
Analgesics	25	16.7	0	0.0		
Proper breast feeding techniques (latching)	0	0.0	60	40.0		

N.B: Os números não são mutuamente exclusivos e o teste baseia-se em classificações negativas

A tabela (7) e a figura (3) mostram que 64,6% das mães não sabiam como gerir o ingurgitamento mamário, enquanto 35,4% utilizavam diferentes formas de gestão; estas formas de gestão eram realizadas no âmbito de três blocos, como se segue:

A primeira foi relacionada com as compressas, uma vez que 6,6% das mães usaram compressas quentes apenas durante o pré-teste. Após a sessão de ensino sobre saúde, o pós-teste indicou que 46,7% delas usavam compressas frias após a lactação, 26,7% usavam compressas mornas e 23,4% usavam folhas de couve congeladas entre as mamadas, conforme relatado pelas mães.

A segunda forma de gestão está relacionada com a massagem mamária, uma vez que apenas 6,6% das mães utilizaram a massagem com escova durante o pré-teste, em comparação com 70% das mães que referiram utilizar a massagem mamária com as mãos durante o pós-teste.

A terceira forma de gestão está relacionada com outras intervenções, uma vez que 16,7% das mães receberam analgésicos e 7,3% delas utilizaram sucção durante o pré-teste. Após a sessão de ensino sobre saúde, o pós-teste indicou que 40% das mães tinham técnicas de amamentação correctas, 33,4% delas amamentavam com frequência/adequadamente e 26% usavam sutiã de apoio, tal como referido pelas mães. Todos os resultados anteriores reflectiram diferenças estatisticamente significativas entre o nível de conhecimentos das mães no pré e pós-teste (teste de Wilkson -9,983 e p=0,000).

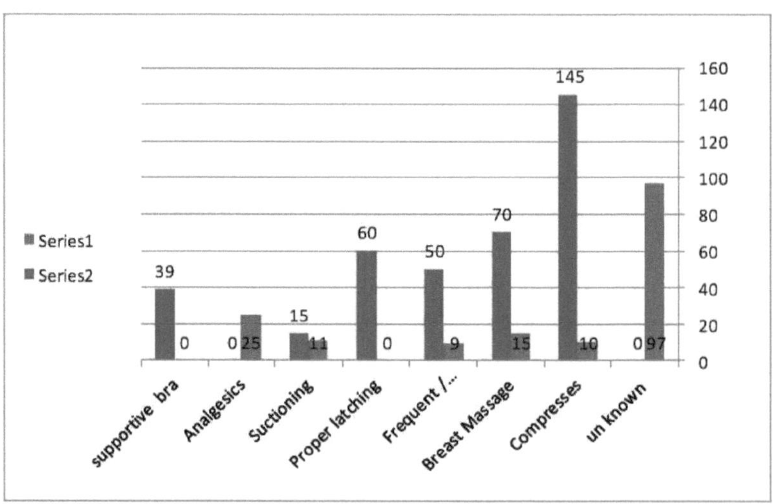

Figura (2) Conhecimentos das mães sobre o tratamento do ingurgitamento mamário (n=150)

Quadro 8

Conhecimentos da mãe sobre as causas da obstipação (n= 150)

Causes	Pretest		Posttest		Wilcoxon Test	P value
	No.	%	No.	%		
Lack of knowledge	145	96.6	7	4.7		
Diet low in fiber	8	5.4	32	21.4		
Low activity	6	4.0	66	44.0	-6.786	0.000
Pain at the episiotomy site	0	0.0	88	58.7		
Pregnancy Hormones	0	0.0	120	80.0		
Painful Hemorrhoid	0	0.0	136	90.7		
Insufficient fluid intake	10	6.7	98	65.4		
Iron supplementation during pregnancy	0	0.0	110	73.4		

N.B: Os números não são mutuamente exclusivos e o teste baseia-se em classificações

negativas

A Tabela (8) indica que a maioria das mães (96,6%) não sabia as causas da obstipação no pós-parto, mas apenas 3,4% referiram que esta pode dever-se à dieta ou à ingestão insuficiente de líquidos ou à baixa atividade (5,4%, 6,7% e 4%, respetivamente) durante o pré-teste. Por outro lado, os resultados do pós-teste indicaram mais causas relacionadas com a dor no local da episiotomia, hormonas da gravidez, hemorróidas dolorosas e suplementação de ferro durante a gravidez (58,7%, 80%, 90,7% e 73,4%, respetivamente). Por outro lado, as pontuações dos conhecimentos no pós-teste indicaram um elevado grau de compreensão após a realização do ensino sobre saúde. Os resultados reflectem uma diferença significativa entre o nível de conhecimentos das mães no pré e no pós-teste (teste de Wilkson -6,786 e p=0,000).

Quadro 9

Conhecimentos da mãe sobre o tratamento da dor da episiotomia (n=150)

Knowledge	Pre test		Post test		Wilcoxon Test	P value
	No.	%	No.	%		
Lack of knowledge	136	90.7	0	0.0		
1-Non pharmacological pain relieve						
• Cold compress directly after delivery	0	0.0	70	46.7		
• Running Warm water &Beta-dine	0	0.0	87	58.0		
• Running warm water & lavender oil	0	0.0	50	33.3	-10.056	0.000
• Sitting in warm water& beta dine	135	90.0	0	0.0		
• Cinnamon application	0	0.0	60	40.0		
• Application of Honey	6	4.0	58	38.7		
• Deliberating of the wound by urination	12	8.0	0	0.0		
2- pharmacological pain relieve (Analgesics)	38	25.3	10	6.6		

N.B: Os números não são mutuamente exclusivos e o teste baseia-se em classificações negativas

A Tabela (9) mostra que a maioria (90,7%) das mães não sabia como lidar com a dor da episiotomia, enquanto 9,3% delas usavam diferentes formas de tratamento. Estes tratamentos foram efectuados em dois blocos, como se segue:

A primeira estava relacionada com o alívio não farmacológico da dor, uma vez que 90% das mães utilizaram água morna corrente e betadine, 8% deliberaram urinar na ferida e 4% colocaram mel na ferida durante o pré-teste. Após a sessão de ensino sobre saúde, o pós-teste indicou que 58% das mães utilizavam água morna corrente e betadine, 46,7% utilizavam compressas frias diretamente após o parto, 40% aplicavam canela, 38,7% aplicavam mel e 33,3% utilizavam água morna corrente e óleo de lavanda.

A segunda forma de gestão estava relacionada com o alívio farmacológico da dor, como os analgésicos, que foi referido por apenas 25,3% das mães durante o pré-teste, em comparação com 6,6% durante o pós-teste. Os resultados reflectem uma diferença significativa entre o nível de conhecimentos das mães no pré e no pós-teste (teste de Wilkson -10,056 e p=0,000).

Ao avaliar o conhecimento da mãe durante o pré-teste sobre a retenção urinária como um desconforto menor, ninguém relatou qualquer resposta. Após a realização das acções de formação em saúde, a maioria das mães (96%) tinha informação sobre o controlo da dor da episiotomia. Os resultados reflectem uma diferença significativa entre o nível de conhecimentos das mães no pré e pós-teste (teste de Wilkson -8,06 e p=0,000).

Quadro 10

Os conhecimentos da mãe sobre uma certa relação entre os pequenos incómodos durante pós-parto (n=150)

Knowledge	After Pain & Breastfeeding				Urinary retention & uterine involution				Exit of Constipation & postpartum period			
	Pre -T		Post -T		Pre- T		Post -T		Pre -T		Post- T	
	No.	%	No.	%	No.	%	No.	%	No.	%	No.	%
Having no	94	62.7	10	6.7	145	96.7	15	10	88	58.7	30	20
Yes	49	32.7	138	92	3	2	135	90	55	36.7	110	73.4
No relation	7	4.6	2	1.3	2	1.3	0	0	7	4.6	10	6.6
Total	**150**	**100**	**150**	**100**	**150**	**100**	**150**	**100**	**150**	**100**	**150**	**100**
Wilcoxon	-6.921				-8.650				-4.666			
p- value	0.000				0.000				0.000			

Na Tabela (10), discutiu-se a avaliação do conhecimento das mães relativamente a certas relações entre certos desconfortos menores e os outros. Revela que:

• Verificou-se uma diferença significativa nos conhecimentos sobre a relação entre a dor pós-parto e a amamentação, o que se deve ao facto de os conhecimentos das mães terem aumentado no pós-teste em relação ao pré-teste. (Teste de Wilcoxon = - 6,921 e valor de p = 0,000).

• Verificou-se uma diferença significativa nos conhecimentos sobre a relação entre a retenção urinária e a involução uterina, que aumentou devido ao aumento dos conhecimentos da mãe durante o pós-teste em relação ao pré-teste (teste de Wilcoxon = -

8,650 e valor de p = 0,000).

- Verificou-se uma diferença significativa nos conhecimentos sobre a relação entre a saída da obstipação e o período pós-parto, o que se deve ao aumento dos conhecimentos das mães durante o pós-teste em relação ao pré-teste (teste de Wilcoxon = -4,666 e valor de p = 0,000).

<u>Parte (3): Acompanhamento de pequenos desconfortos pós-parto</u>

Quadro 11

Efeitos do ensino da saúde nos conhecimentos das mães (n=145)*

Benefit	1st week		2nd week		3rd week	
	No.	**%**	**No.**	**%**	**No.**	**%**
Yes	143	98.6	143	98.6	143	98.6
No	2	1.4	2	1.4	2	1.4
Total	**145**	**100**	**145**	**100**	**145**	**100**

**Cinco dados em falta na primeira semana, segunda semana e terceira semana*

A tabela (11) revela que houve um aumento significativo dos conhecimentos das mães após a realização da sessão de ensino sobre saúde ao longo das três semanas consecutivas de avaliação, tal como referido por 98,6% das mães ao longo das três semanas de avaliação.

Quadro 12

Cumprimento das instruções dadas pela mãe de forma correcta e precisa (n=145)*

Responses	1st week		2nd week		3rd week		P value
	No.	**%**	**No.**	**%**	**No.**	**%**	
Yes	89	61.4	100	69.0	116	80.0	0.000
No	56	38.6	45	31.0	29	20.0	
Total	**145**	**100.0**	**145**	**100.0**	**145**	**100.0**	

**Cinco dados em falta na primeira, segunda e terceira semanas*

A Tabela (12) mostra que houve um aumento significativo da adesão das mães após a realização da sessão de ensino sobre saúde durante três semanas consecutivas de avaliação, conforme relatado por 61,4% na primeira semana, 69,0% na segunda semana e 80,0% na terceira semana. Os resultados revelaram uma diferença significativa entre a adesão das mães às instruções dadas e a evolução do tempo de acompanhamento (p= *0,000).*

Quadro 13

Explica as causas dos incumprimentos de forma correcta e precisa

Causes	1st week (n=56)		2nd week (n=37)		3rd week (n=26)		P value
	No.	%	No.	%	No.	%	
Not remember	37	66.1	22	59.5	13	50.0	
Not convinced	8	14.3	8	21.6	7	26.9	0.000
Family opposes	11	19.6	7	18.9	6	23.1	
Total	56	100	37	100	26	100	

A Tabela (13) ilustra que, nas três semanas consecutivas de avaliação, o facto de as mães não se lembrarem das instruções foi a primeira causa de incumprimento e representou 66,1%, 59,5% e 50% de forma recetiva, enquanto a oposição da família representou 19,6%, 18,9% e 23,1% de forma recetiva.

Quadro 14

Efeito dos ensinamentos de saúde nos conhecimentos das mães sobre o ingurgitamento mamário (n=145)*

Responses	1st week		2nd week		3rd week		Friedman test	P value
	No.	**%**	**No.**	**%**	**No.**	**%**		
Improve	19	13.1	41	28.2	108	74.5		
Cant not decide	96	66.2	91	62.8	35	24.1	139.9	0.000
Get worse	30	20.7	13	9.0	2	1.4		
Total	**145**	**100.0**	**145**	**100.0**	**145**	**100.0**		

**Cinco casos perdidos na primeira, segunda e terceira semanas*

A tabela (14) demonstrou que houve uma melhoria significativa dos conhecimentos das mães relativamente ao ingurgitamento mamário após a realização da sessão de ensino sobre saúde durante três semanas consecutivas de avaliação, tal como referido por 13,1% na primeira semana, 28,2% na segunda semana e 74,5% na terceira semana. Os resultados indicaram um efeito significativo do ensino sobre saúde nos conhecimentos das mães relativamente ao ingurgitamento mamário, tendo em conta a evolução do tempo de acompanhamento (p= *0,000*).

Quadro 15

Efeito dos ensinamentos de saúde nos conhecimentos das mães sobre a dor pós-parto (n=145)*

Knowledge	1st week		2nd week		3rd week		Friedman test	P value
	No.	%	No.	%	No.	%		
Improve	37	25.5	79	54.5	113	77.9		
Cant not decide	89	61.4	59	40.7	25	17.3	111.047	0.000
Get worse	19	13.1	7	4.8	7	4.8		
Total	145	100.0	145	100.0	145	100.0		

**Cinco casos perdidos na primeira, segunda e terceira semanas*

A tabela (15) revela que houve uma melhoria significativa dos conhecimentos das mães relativamente à dor pós-parto, após a realização da sessão de ensino sobre saúde durante três semanas consecutivas de avaliação, conforme relatado por 25,5% na primeira semana, 54,5% na segunda semana e 77,9% na terceira semana. Os resultados indicaram um efeito significativo da formação em saúde sobre os conhecimentos das mães relativamente à dor pós-parto, dado o progresso do tempo de acompanhamento (p= 0,000).

Quadro 16

Efeito das aulas de saúde nos conhecimentos das mães *sobre a retenção urinária (n=145*)*

Responses	1st week		2nd week		3rd week		Friedman test	P value
	No.	%	No.	%	No.	%		
Improve	54	37.2	84	58.6	110	75.9		
Cant not decide	60	41.4	36	24.8	15	10.3		
Get worse	31	21.4	24	16.6	20	13.8	70.955	0.000
Total	145	100.0	145	100.0	145	100.0		

**Cinco casos perdidos na primeira, segunda e terceira semanas*

A tabela (16) revelou que houve uma melhoria significativa dos conhecimentos das mães relativamente à retenção urinária, após a realização de uma sessão de ensino sobre saúde ao longo de três semanas consecutivas de avaliação, conforme referido por 37,2% na primeira semana, 58,6% na segunda semana e 75,9% na terceira semana. Os resultados indicaram um efeito significativo das sessões de formação sobre os conhecimentos das mães relativamente à retenção urinária, com a evolução do tempo de acompanhamento (p= 0,000).

Quadro 17

Efeito das aulas de saúde nos conhecimentos das mães sobre a obstipação (n=145)*

Responses	1st week		2nd week		3rd week		Friedman Test	P value
	No.	%	No.	%	No.	%		
Improve	72	49.7	94	64.8	108	74.5		
Cant not decide	41	28.3	23	15.9	11	7.6	31.43	0.000
Get worse	32	22.0	28	19.3	26	17.9		
Total	145	100.0	145	100.0	145	100.0		

**Cinco casos perdidos na primeira, segunda e terceira semanas*

A Tabela (17) mostra que houve uma melhoria significativa dos conhecimentos das mães relativamente à obstipação, após a realização da sessão de ensino sobre saúde ao longo de três semanas consecutivas de avaliação, tal como referido por 49,7% na primeira semana, 64,8% na segunda semana e 74,5% na terceira semana. Os resultados indicaram um efeito significativo do ensino sobre saúde no conhecimento das mães relativamente à obstipação, dado o progresso do tempo de acompanhamento (p= 0,000).

Quadro 18

Efeito da formação em saúde nos conhecimentos da mãe sobre a dor da episiotomia (n=145)*

Responses	1st week		2nd week		3rd week		Friedman Test	P value
	No.	**%**	**No.**	**%**	**No.**	**%**		
Improve	75	51.7	86	59.3	110	75.9	30.896	.000
Cant not decide	37	25.5	31	21.4	10	6.9		
Get worse	33	22.8	28	19.3	25	17.2		
Total	**145**	**100.0**	**145**	**100.0**	**145**	**100.0**		

**Cinco casos perdidos na primeira, segunda e terceira semanas*

A tabela (18) revelou que houve uma melhoria significativa dos conhecimentos das mães relativamente à dor da episiotomia, após a realização da sessão de ensino sobre saúde ao longo de três semanas consecutivas de avaliação, conforme referido por 51,7% na primeira semana, 59,3% na segunda semana e 75,9% na terceira semana. Os resultados indicaram um efeito significativo da formação em saúde sobre os conhecimentos dos sujeitos relativamente à dor da episiotomia, tendo em conta a evolução do tempo de acompanhamento (p= 0,000).

Quadro 19

Correlação entre os resultados do pré e pós-teste relativamente ao conhecimento dos pequenos desconfortos pós-parto (n=150)

Pre test		Post test		Wilcoxon Test	P value
Mean	**±SD**	**Mean**	**±SD**		
				-10.545	0.000
2.8733	2.13408	8.9200	1.34374		

The test based on negative ranks

A Tabela (19) mostra que a pontuação média do pré-teste foi muito mais baixa do que a pontuação média do pós-teste (2,8733 e 8,9200, respetivamente), o que representa uma diferença significativa (p-value = 0,000).

Tabela 20

Correlação entre os diferentes grupos etários e o conhecimento relatado sobre o pós-parto menor

desconforto das mães (pontuação pós-teste) após o ensino (n=150)

postpartum Minor Discomfort	Age group in years								Total
	20 -		25-		30 -		35-40		
	No.	%	No.	%	No.	%	No.	%	
After pain	45	30	15	10.0	6	4.0	3	2.0	69
Breast engorgement	4	2.7	7	4.7	0	0.0	1	0.7	12
Urinary retention	15	10.0	5	3.3	7	4.7	0	0.0	27
Constipation	10	6.7	4	2.7	8	5.3	0	0.0	22
Episiotomy pain	15	10.0	5	3.3	0	0.0	0	0.0	20
Total	89	59.4	36	24.0	21	14.0	4	2.7	150
Contingency Coefficient	**Value .519**				**Sig. 0.009**				

A Tabela (20) mostra que, após a sessão de ensino sobre saúde, 30% das mães que responderam às perguntas sobre dor pós-parto estavam na faixa etária de 20 anos e 10% das mães que responderam às perguntas sobre retenção urinária e dor de episiotomia estavam na faixa etária de 20 anos, enquanto nenhum dos sujeitos na faixa etária de 30 anos respondeu às perguntas sobre ingurgitamento mamário e dor de episiotomia e nenhuma das mães na faixa etária de 35 a 40 anos respondeu às perguntas sobre retenção urinária, constipação e dor de episiotomia. Estes resultados reflectem que o nível de conhecimento sobre os pequenos desconfortos pós-parto se situa no grupo dos 20 anos e que existe uma correlação significativa entre o grupo etário e os pequenos desconfortos pós-parto (p-valor =0,009).

Tabela 21

Correlação entre o nível de educação e o conhecimento relatado sobre o menor no pós-parto

desconforto das mães (pontuação pós-teste) após o ensino (n=150)

postpartum Minor Discomfort	Level of education						Total
	Can read and Write		Secondary school		University		
	No.	%	No.	%	No.	%	
After pain	19	12.6	7	4.7	13	8.6	39
Breast Engorgement	20	13.3	8	5.4	9	6.0	37
Urinary Retention	10	6.7	10	6.7	7	4.7	27
Constipation	7	4.7	7	4.7	8	5.4	22
Episiotomy pain	8	5.4	11	7.2	6	4.0	25
Total	64	42.7	43	28.7	43	28.7	150
Contingency Coefficient	**Value .867**				**Sig. 0.012**		

A Tabela (21) revela que, após a sessão de ensino sobre saúde, 42,7%, 28,7% e 28,7% das mães que responderam às perguntas sobre desconforto menor pós-parto pertenciam aos grupos "não sabe ler e escrever", "ensino secundário" e "universidade", respetivamente. Verificou-se uma correlação entre o nível de escolaridade e o desconforto pós-parto menor (p-value =0,012)

Debate

O objetivo deste estudo quase experimental foi avaliar o efeito das aulas de saúde no desconforto ligeiro durante o período pós-parto. Este capítulo irá discutir os resultados do presente estudo, comparando-o com outros estudos relacionados. A discussão que se segue centrar-se-á nos resultados relacionados com a hipótese previamente sugerida: "As mulheres que receberem ensinamentos sobre saúde acerca de pequenos desconfortos no pós-parto irão reportar uma diminuição do desconforto menor no pós-parto".

A hipótese será discutida nas duas subhipóteses seguintes: Secção I: relacionada com o progresso do conhecimento materno relativamente aos desconfortos menores no pós-parto, Secção II: relacionada com a melhoria dos desconfortos menores no pós-parto.

A primeira parte abordará a evolução dos conhecimentos maternos relativamente a certos desconfortos menores durante o período pós-parto inicial, como a dor da episiotomia, o ingurgitamento mamário, a obstipação, a dor após a episiotomia, a retenção urinária e a dor após a episiotomia.

Em consonância com os resultados deste estudo, Abd Elrazek, (2015), que realizou um estudo com mulheres egípcias, concluiu que houve uma diferença altamente significativa ($p \leq 0,001$) na melhoria do conhecimento das mães e no seu desempenho em relação às medidas de prática de autocuidado para aliviar o desconforto menor durante o período pós-natal após a realização de ensino/intervenção em saúde. Pelo contrário, Mirzaee, et al, (2013) referiram que o conhecimento materno sobre os cuidados a prestar aos pequenos desconfortos pós-parto indicava que 79,2% das mães tinham um nível de conhecimento moderado, 12,8% um nível elevado e 8,0% um nível de conhecimento fraco.Estes resultados estão de acordo com Kumar (2015), que realizou um estudo na Índia sobre a "Eficácia do módulo auto-instrucional no nível de conhecimentos sobre doenças menores seleccionadas e respectivas medidas correctivas entre as mulheres no período pós-parto", com 60 mulheres no período pós-parto, que mostrou que a pontuação média de conhecimentos das mães no período pós-parto no pré-teste era de (18,16±4,8), o que revelava que as mães tinham um bom nível de conhecimentos; e a pontuação média de conhecimentos das mães no pós-teste era de (25,3±4,3), o que revelava que as mães tinham um nível de conhecimentos muito bom. As pontuações previram que existia uma diferença significativa entre as pontuações médias do pré-teste e do pós-teste ao nível de p < 0,05.

Além disso, Kadam e Tata (2015) realizaram um estudo sobre "Effectiveness of health teaching on knowledge and attitude regarding minor discomforts during postnatal period" (Eficácia do ensino sobre saúde no conhecimento e na atitude em relação a pequenos desconfortos durante o período pós-natal). O estudo foi realizado com 120 mulheres no período pós-parto, o que demonstrou que a pontuação de conhecimento pré-teste das mães no período pós-parto reflectia um nível adequado de conhecimento e a pontuação pós-teste reflectia um nível muito bom de conhecimento das mães.

Os resultados do presente estudo revelaram que menos de dois terços das mulheres pós-parto estudadas não tinham qualquer conhecimento sobre pequenos desconfortos pós-parto, o que está de acordo com Kumbani e McInnerney (2010), que concluíram que a maioria dos participantes (73%) não conhecia quaisquer problemas que pudessem ocorrer durante e após o parto no Malaui. Além disso, Missiriya (2016), que efectuou um estudo sobre mães pós-natais, referiu que 70% das mães pós-natais tinham conhecimentos inadequados, 30% tinham conhecimentos moderadamente adequados e ninguém tinha conhecimentos adequados. Para além disso, um estudo realizado por Adam (2016) sobre "Avaliação dos conhecimentos das mães sobre os autocuidados pós-parto no Hospital Universitário Nacional de Ribat" indicou que a maioria das participantes respondeu com conhecimentos inadequados sobre cuidados perineais, amamentação, sensibilização para sinais de perigo de desconforto menor, repouso e exercício. Mas tinham bons conhecimentos sobre a alimentação adequada durante o puerpério.

O presente estudo mostrou que houve uma diferença significativa entre certos conhecimentos como a dor após a dor e a amamentação, que aumentou devido ao aumento do conhecimento da mãe durante o pós-teste do que no pré-teste (teste de Wilcoxon = -6,921 e valor de p = 0,000). De acordo com Tafazoli e Ahmadabadi, (2014) que realizaram um estudo sobre "Factores que afectam a dor após o parto em mulheres multíparas no Irão" em mulheres durante 2-4 horas após um parto vaginal espontâneo sem complicações. Os resultados revelaram que havia uma correlação significativa entre a duração da amamentação e a gravidade média da dor pós-parto (p-valor <0,001, r = 0,397).

Da mesma forma, Mohamed (2015) relatou que a estrutura do útero de uma mãe amamentada pode contrair-se ainda mais rapidamente devido à oxitocina, que é libertada com a amamentação, estimulando as contracções uterinas que causam dor intensa. Além disso, Namboothir e Viswanath (2016) realizaram um estudo sobre "Nature and characteristics of after pain among postnatal mothers in South India" (Natureza e características da dor pós-parto entre mães pós-parto no Sul da Índia) em 100 mães pós-parto; os resultados revelaram que a amamentação aumenta a intensidade da dor pós-parto. Da mesma forma, Priyadarshini et al. (2016), que realizaram um estudo sobre "Effectiveness of healthcare package on knowledge and attitude regarding minor ailments during postnatal period" (Eficácia do pacote de cuidados de saúde no conhecimento e na atitude em relação a doenças menores durante o período pós-natal) em 60 mães pós-natais, concluíram que houve uma melhoria altamente significativa do nível de conhecimento em relação a doenças menores durante o período pós-natal entre as mães pós-natais do grupo experimental. A correlação entre a pontuação média de conhecimentos no pós-teste e a pontuação média de atitudes no grupo experimental mostrou uma correlação positiva moderada (r=0,55).

Em relação à retenção urinária, o presente estudo revelou uma diferença significativa entre a retenção urinária e a involução uterina, que aumentou devido ao aumento dos conhecimentos da mãe durante o pós-teste em relação ao pré-teste (teste de Wilcoxon = -8,650 e valor de p =0,000). De acordo com Li e colegas (2014), que realizaram um estudo sobre "Hemorragia pós-parto e retenção urinária pós-parto"; os resultados do estudo mostraram que havia mais do que apenas uma relação estreita entre a bexiga e o útero durante o período pós-parto, a retenção urinária levará anatomicamente ao fechamento do colo uterino, evitando o esvaziamento do útero e levará diretamente à retenção de sangue, atonia e hemorragia pós-parto potencialmente fatal. Em consonância com os resultados deste estudo, Dupuis (2015), que realizou um estudo sobre "A melhor forma de evitar a hemorragia pós-parto", concluiu que a retenção urinária pós-parto pode levar a uma atonia uterina secundária e, em seguida, causar potencialmente uma hemorragia pós-parto potencialmente fatal, mas a relação entre a não cateterização e a hemorragia pós-parto ainda é incerta.

Outro desconforto menor é a obstipação; o presente estudo revelou que houve uma diferença significativa entre a existência de obstipação e o período pós-parto, que aumentou devido ao aumento dos conhecimentos da mãe durante o pós-teste em comparação com o pré-teste (teste de Wilcoxon = - 4,666 e valor de p = 0,000). Concorda com Turawa e colegas (2015), que realizaram um estudo sobre "Intervenções para o tratamento da obstipação pós-parto", o qual referiu que as hemorróidas, a dor no local da episiotomia e os efeitos das hormonas da gravidez podem aumentar o risco de obstipação pós-parto.

Além disso, Kannall, (2015) realizou um estudo sobre "Pregnancy and Postpartum Bowel Changes" que relatou que 40% das mulheres no pós-parto sofriam de obstipação e a taxa de obstipação relatada aos 3, 6 e 12 meses pós-parto; para além da prevalência de evacuação incompleta e do tempo para completar o ato de defecar muito acentuado quando avaliado 6 semanas pós-parto.

Em relação à dor da episiotomia, o presente estudo relatou que, ao avaliar o conhecimento relacionado com a dor da episiotomia e a sua gestão, os resultados indicaram que a maioria dos sujeitos (90,7%) não sabia como geri-la, em comparação com alguns (9,3%) dos sujeitos que utilizaram diferentes formas de gestão (90% utilizaram sentar-se em água morna e betadine, 8% deliberar a ferida ao urinar, 4% colocar mel na ferida e 25,3% utilizaram analgésicos. Conforme relatado por Jiji e Benjamin, (2015), que realizaram um estudo com 100 mães pós-natais sobre os seus conhecimentos e atitudes durante o período pós-natal em Madurai. Os resultados revelaram que 95% das mães não sabiam como lidar com isso e apenas 5% usaram betadine durante os cuidados perineais. Outro estudo conduzido por Lalitha (2016), realizado com 50 mães no período pós-natal, mostrou que a percentagem média de conhecimentos era de 58% na área dos cuidados com feridas de episiotomia durante o período pós-parto.

O ingurgitamento mamário, um dos menores desconfortos relatados no presente estudo, como conhecimento relacionado com o ingurgitamento mamário e a sua gestão, os resultados indicaram que menos de dois terços (64,6%) dos indivíduos não sabiam como geri-lo, em comparação com um pouco mais de um terço (35,4%) dos indivíduos que utilizaram diferentes formas de gestão (6,6% utilizaram compressas quentes, 6,6% utilizaram massagem com escova, 16,7% receberam analgésicos e 7,3% utilizaram sucção. Da mesma forma, um estudo realizado em Charusat, Gujarat, por Tiwari et al., (2016), que efectuou um estudo sobre "Knowledge regarding selected postnatal breast problems and their management among postnatal mothers on 60 postnatal mothers. Os resultados revelaram que a maioria das mães pós-natais tinha conhecimentos inadequados/pobres sobre problemas mamários pós-natais seleccionados e respectiva gestão, ao passo que apenas 30% delas tinham conhecimentos adequados. Além disso, Mandour, (2015) relatou que o conhecimento sobre problemas mamários não era adequado em toda a amostra do estudo (90 primíparas). Além disso, uma proporção considerável delas não tinha conhecimentos básicos sobre o ingurgitamento mamário; também não tinham experiência em relação aos cuidados adequados com o ingurgitamento mamário e à técnica de amamentação, à duração e ao número de mamadas/dia. O estudo conduzido por Poonam (2014), realizado com 100 mães pós-natais, mostrou que cerca de metade (52%) das mulheres tinha conhecimentos médios sobre a gestão do ingurgitamento mamário, em comparação com 64,6% do presente estudo.

Em relação à dor pós-parto, o presente estudo relatou que, ao avaliar o conhecimento relacionado à dor pós-parto e seus manejos, os resultados indicaram que menos da metade (49,3%) das mães não sabia como administrá-la em comparação com mais da metade

(50,7%) das mães usaram diferentes formas de manejo; (37,3%) das mães receberam apenas líquido quente como anis, 0,6% usaram manejo abdominal, 18% receberam analgésico. Adam, (2015), que realizou um estudo sobre "Avaliação dos conhecimentos das mães relativamente aos autocuidados no pós-parto", os resultados revelaram que a baixa pontuação de conhecimentos relativamente à gestão da dor pós-parto, como a deambulação precoce e os exercícios durante o pós-parto, era inadequada para a redução das complicações pós-parto. Além disso, na Líbia, Benjamin, et al., (2015) e Lalitha na Índia (2016) relataram que o conhecimento das mães primíparas sobre o autocuidado da dor pós-parto durante o período pós-parto não era adequado e representava 48,50% e o nível de conhecimento foi encontrado mais entre as mães que receberam informações de saúde do pessoal de saúde

A segunda parte abordará a melhoria dos pequenos desconfortos pós-parto, como a dor da episiotomia, o ingurgitamento mamário, a obstipação, a dor pós-parto, a retenção urinária e a dor pós-parto.

Dores de episiotomia.

Os resultados do presente estudo revelaram que, após a realização de uma sessão de ensino sobre saúde durante três semanas consecutivas de avaliação, mais de três quartos das mães referiram uma melhoria da dor causada pela episiotomia. Enquanto apenas 17,2% das mães informaram que a dor piorou. Este achado é congruente com os achados do estudo de Gadiya et al., (2014) que realizou um estudo sobre "Eficácia do Programa de Ensino Planeado sobre Cuidados de Episiotomia" em 60 mulheres primíparas; o resultado do estudo indicou que houve uma diferença altamente significativa entre as pontuações pré-teste e pós-teste (p-valor = 0,000), o que mostrou que o programa de ensino planeado sobre cuidados de episiotomia foi eficaz.

Para além disso, o presente estudo está de acordo com El-Nagger e Mohamed (2012), que estudaram o efeito das instruções de cuidados perineais na dor da episiotomia e na cicatrização de feridas de mulheres no pós-parto, realizadas em 80 mulheres no Hospital Geral de El-Minia. Os resultados revelaram que as directrizes de instrução tiveram um efeito significativo nas mães estudadas, diminuindo o nível de dor perineal às 4, 24 e 48 horas e sete dias após o parto entre os dois grupos. Houve uma diferenciação significativa entre as amostras em relação ao efeito da dor ao caminhar, sentar e urinar às 24 e 48 horas e aos sete dias pós-parto.

Ingurgitamento mamário

Os resultados do presente estudo revelaram que, após a realização de uma sessão de formação sobre saúde, três quartos das mães informaram que o ingurgitamento mamário melhorou. Por outro lado, 1,4% das mães informaram ter piorado. Este resultado está em congruência com Eapen, Sara Fernandes & Philomena (2013), que relataram que o folheto informativo foi altamente eficaz na melhoria do conhecimento das mães pós-natais, fornecendo um folheto informativo sobre medidas corretivas caseiras para o ingurgitamento mamário e houve uma diferença significativa entre o conhecimento pré-teste e pós-teste (p <0,05). Da mesma forma, Pavithra et al., (2015) relataram que o ensino estruturado foi eficaz na melhoria do nível de conhecimento sobre a prevenção e gestão do ingurgitamento mamário entre as mães pós-natais e a diferença entre as pontuações pré e pós-teste foi altamente significativa no nível de p-valor < 0,05.

Retenção urinária

Os resultados do presente estudo revelaram que, após a realização de uma sessão de ensino sobre saúde, mais de três quartos dos sujeitos relataram uma melhoria na retenção urinária; enquanto 13,8% dos sujeitos informaram ter piorado. Este resultado está em congruência com Anger e Mehta (2012), que realizaram um estudo sobre "Avaliação e gestão da retenção urinária pós-parto" e relataram que as medidas práticas consistem em analgesia oral, nomeadamente AINEs destinados a reduzir o edema perineal, deambulação precoce, proporcionar privacidade à mãe e banhos quentes. Estas medidas, por si só, demonstraram resolver a retenção urinária temporária em 60% das mulheres no pós-parto pós-operatório. Da mesma forma, Wan e seus colegas (2016) relataram que os cuidados de enfermagem primários contínuos aumentaram a satisfação com os cuidados de enfermagem e reduziram os problemas pós-parto para mulheres hospitalizadas e mostraram uma ocorrência significativamente menor de retenção urinária pós-parto.

Depois da dor

Os resultados do presente estudo revelaram que, após a realização de uma sessão de ensino de saúde, mais de três quartos das mães informaram sobre a melhoria da dor após o parto; enquanto 4,8% das mães informaram sobre a piora. Danasu e Praimathi (2016), que realizaram um estudo sobre "Avaliação da eficácia dos cuidados de enfermagem na redução das dores pós-parto entre as mães pós-natais no Irão"; os resultados revelaram que os cuidados de enfermagem, como a massagem fúndica e o exercício alternativo de elevação das pernas, foram uma intervenção eficaz para reduzir as dores pós-parto entre as mães pós-natais.

Bashours e os seus colegas (2011) referiram no seu estudo sobre "Effect of Postnatal

Home Visits on Maternal/Infant Outcomes in Syria" (Efeito das visitas domiciliárias pós-natais nos resultados maternos/infantis na Síria) que a intervenção que consiste em visitas domiciliárias destinadas a educar, apoiar e aconselhar as mulheres que deram à luz recentemente tem efeitos eficazes na gestão de pequenos desconfortos pós-parto, especialmente após a dor e a obstipação.

Prisão de ventre

Os achados do presente estudo revelaram que três quartos das mães informaram sobre a melhora da constipação; enquanto que, por outro lado, 17,9% das mães informaram sobre a piora. Esse resultado está em congruência com Dukas et al., (2013) que realizaram estudo sobre "Associação entre Atividade Física, Ingestão de Fibras e outras variáveis do Estilo de Vida e constipação em um estudo com mulheres" e relataram que a atividade física moderada e o aumento da ingestão de fibras foram associados à redução substancial na prevalência de constipação em mulheres.

Por último, os resultados do presente estudo indicam que os ensinamentos de saúde destinados a educar, apoiar e aconselhar as puérperas foram eficazes na gestão de pequenos desconfortos pós-parto, como a dor pós-parto, a obstipação, a retenção urinária, o ingurgitamento mamário e a dor da episiotomia.

Resumo, conclusão e recomendação Resumo

O objetivo deste estudo foi avaliar o efeito da formação em saúde sobre o desconforto ligeiro durante o período pós-parto e também a hipótese de supor que as mães que receberem formação em saúde irão reportar uma diminuição do desconforto ligeiro pós-parto. Para atingir o objetivo proposto, foi adotado um desenho experimental (pré e pós-teste num grupo). No total, foram recrutadas para o estudo 150 mães no pós-parto. O estudo foi realizado na unidade de pós-parto do Maternity University Hospital, hospital afiliado à província do Cairo, que presta cuidados de saúde gratuitos às mães durante o período pré-natal, natal e pós-natal, bem como a pacientes ginecológicas. Os dados foram recolhidos através de uma entrevista semiestruturada sobre os antecedentes pessoais: incluía dados sobre a) dados demográficos b) conhecimentos maternos sobre a ferramenta de desconforto menor no pós-parto (pré e pós-teste) e a ferramenta de acompanhamento do desconforto menor no pós-parto.

Os resultados do estudo indicaram que a faixa etária era de 20 a 40 anos, com uma média de idade de 25,78±4,233 anos. Cinquenta e dois por cento das mães estavam na faixa etária dos 20 anos, enquanto 3,3% estavam na faixa etária dos 35-40 anos. Em relação ao nível de escolaridade, 46,7% das puérperas sabem ler e escrever, sendo que 44% completaram o ensino técnico/secundário, 9,3% atingiram o ensino superior. Em relação à sua residência, 42,7% delas viviam na zona rural. Os resultados relataram que a maioria (98%) da amostra era dona de casa. E 60% das mães viviam numa casa de família e não numa casa particular. Apenas 30% delas tinham plano de saúde.

Sessenta e quatro vírgula sete por cento das mães mencionaram que não tinham conhecimento dos pequenos desconfortos esperados durante o período pós-parto antes do ensino sobre saúde, em comparação com 0,7% das mães que ainda não tinham conhecimento após a sessão de ensino.

No que diz respeito aos conhecimentos das mães, os resultados do presente estudo revelaram que as mães tinham conhecimentos sobre cólicas, fadiga, ingurgitamento mamário, hemorróidas, dor de episiotomia, retenção de urina, irritação vaginal durante o pré-teste (71,7%, 18,9%, 15,1%, 13,2%, 9,4%, 9,4% e 7,5% de forma recetiva). Após a sessão de educação para a saúde, os resultados revelaram que os indivíduos tinham cólicas, hemorróidas, retenção de urina, ingurgitamento mamário, mamilo gretado e dor de episiotomia (84,9%, 75,7%, 71,4%, 62,3%, 56,6%, 55,3%, 54,7%, 47,2% e 28,3%, respetivamente).

Os resultados indicaram que 64,7% das mães não tinham qualquer conhecimento relacionado com os sintomas de desconforto menor durante o pré-teste, em comparação com o pós-teste. Os resultados do pós-teste revelaram que as cólicas e o ingurgitamento mamário relataram uma percentagem elevada de sintomas (97,9% e 90,7% de forma recetiva) em comparação com os outros sintomas.

Dor pós-parto: O nível de conhecimento das mães sobre a contração uterina foi a principal causa da dor pós-parto e aumentou de 26% no pré-teste para 93,3% no pós-teste. Noventa e quatro vírgula três por cento das mães não sabiam como gerir a dor, enquanto 50,7% das mães utilizaram diferentes formas de gestão. Apenas 37,3% das mães receberam apenas líquido quente durante o pré-teste. No entanto, no pós-teste, os líquidos quentes, a proibição do uso de cafeína ou chá e a proibição de beber líquidos frios foram

(53,4%, 26,6% e 13,4%, respetivamente) e houve uma diferença significativa entre a dor

e a amamentação, o que se deveu ao aumento dos conhecimentos das mães no pós-teste

em relação ao pré-teste (teste de Wilcoxon = -6,921 e valor de p = 0,000).

Ingurgitamento mamário: Sessenta e nove vírgula três por cento das mães não sabiam

quando ocorria o ingurgitamento mamário durante o pré-teste. No entanto, após a sessão

de ensino sobre saúde, 92,6% dos indivíduos referiram que o ingurgitamento ocorreu após

3rd dias do parto. Sessenta e quatro vírgula seis por cento dos indivíduos não sabiam como

gerir o ingurgitamento mamário, em comparação com 35,4% dos indivíduos que

utilizaram diferentes formas de gestão. O pré-teste indicou que as compressas quentes, a

massagem com escova e o analgésico eram (6,6%, 6,6% e 16,7%, respetivamente). Mas

o pós-teste indicou que as compressas frias após a lactação, as compressas quentes e o

uso de folhas de couve congeladas entre as mamadas foram (46,7%, 26,7% e 23,4%,

respetivamente).

Prisão de ventre: A maioria das mães (96,6%) não sabia que as causas da obstipação

durante o pós-parto podem estar relacionadas com a dor no local da episiotomia, as

hormonas da gravidez, a hemorroida dolorosa e a suplementação de ferro durante a

gravidez. Enquanto as pontuações de conhecimentos do pós-teste indicaram um elevado

grau de compreensão após a realização do ensino sobre saúde. E houve uma diferença

significativa entre a obstipação e o período pós-parto, que aumentou devido ao aumento

dos conhecimentos das mães durante o pós-teste em relação ao pré-teste (teste de

Wilcoxon = -4,666 e valor de p = 0,000).

Retenção urinária: Os resultados mostraram que ninguém relatou qualquer resposta sobre retenção urinária durante o pré-teste. Após o ensino sobre saúde realizado, a maioria das mães (96%) tinha informações sobre o assunto. Os resultados reflectem uma diferença significativa entre o nível de conhecimentos das mães no pré e no pós-teste (teste de Wilkson -8,06 e p=0,000) e houve uma diferença significativa entre a retenção urinária e a involução uterina, que aumentou devido ao aumento dos conhecimentos das mães durante o pós-teste em relação ao pré-teste (teste de Wilcoxon = - 8,650 e valor de p = 0,000).

Dor da episiotomia: Oitenta e seis vírgula sete por cento das mães não sabiam o que era a dor da episiotomia. Mas, após a formação em saúde, os resultados foram convertidos para 92,7% das mães que referiram que a dor da episiotomia era uma dor no períneo. Noventa e sete por cento das mães não sabiam como gerir a dor da episiotomia, enquanto 9,3% das mães utilizaram diferentes formas de gestão. Os resultados do pré-teste indicaram que 90%, 8% e 4%, respetivamente, se sentaram em água morna e betadine, deliberaram sobre a ferida ao urinar e aplicaram mel. Mas o pós-teste indicou que água morna corrente e betadine, compressa fria diretamente após o parto, aplicação de canela, aplicação de mel, água morna corrente e óleo de lavanda foram (58%, 46,7%, 40%, 38,7% e 33,3% respetivamente).

Verificou-se um aumento significativo dos conhecimentos das mães após a realização de uma sessão de ensino sobre saúde ao longo de três semanas consecutivas de avaliação, tendo sido registados 98,6% das mães ao longo das três semanas de avaliação. Os resultados indicaram um aumento significativo da adesão dos sujeitos após a realização de uma sessão de ensino sobre saúde ao longo de três semanas consecutivas de avaliação, que foi de 61,4% na primeira semana, 69,0% na segunda semana e 80,0% na terceira semana.

Verificou-se uma melhoria significativa dos conhecimentos das mães relativamente aos pequenos desconfortos pós-parto após a realização de uma sessão de ensino sobre saúde ao longo de três semanas consecutivas de avaliação. Os resultados indicaram um efeito significativo do ensino sobre saúde nos conhecimentos das mães relativamente aos pequenos desconfortos pós-parto, tendo em conta a evolução do tempo de acompanhamento.

Conclusão

Os resultados do presente estudo revelaram que 64,7% das mães pós-natais tinham conhecimentos inadequados sobre o desconforto menor pós-parto e o seu tratamento; no entanto, um ensino único ajudou a melhorar os seus conhecimentos. Os conhecimentos adquiridos ajudaram as mães pós-natais a identificar precocemente os desconfortos e a prevenir complicações futuras. O ensino no domínio da saúde com o objetivo de educar, apoiar e aconselhar as mães puérperas teve efeitos eficazes no tratamento de pequenos desconfortos pós-parto, como a dor pós-parto, a obstipação, a retenção urinária, o ingurgitamento mamário e a dor da episiotomia.

Recomendações

Com base nas conclusões do presente estudo, foram recomendadas as seguintes medidas:

1. Recomenda-se que as mães estejam mais conscientes de como lidar com as alterações fisiológicas e os pequenos desconfortos durante o parto, o pré-natal e o pós-natal, antes da alta, para controlar esse desconforto.

2. O pacote de educação para a saúde sobre os desconfortos pós-parto deve ser dado no momento da alta e deve ser redigido de forma clara, simplificada e exaustiva, explicando os métodos de redução dos desconfortos menores, com o apoio de panfletos, especialmente para as analfabetas.

3. Os prestadores de cuidados de saúde devem incluir no seu sistema de cuidados a formação em saúde sobre os pequenos desconfortos pós-parto.

Referências

Abd el-razek,A. (2013). Melhoria das práticas de autocuidado das mães para aliviar pequenos desconfortos durante o período pós-parto , The Arab journal of the social sciences,vol(1), (13),317 : https://www.researchgate.net/publication/273643200

Ahmed,H.M.(2015). Instruções de cuidados pós-episiotomia entre parteiras no (Iraque).Zanco journal medical science, vol. 19, 1006. http://dx.doi.org/10.15218/zjms.2015.0024

Alvarenga,M.B., Francisco,A.A., Oliveira,S.M.J.V., Da Silva,F.M.B., Shimoda,G.T.,& Damiani,L.P.(2015). Avaliação da cicatrização da episiotomia: Confiabilidade da escala Redness, Oedema, Ecchymosis, Discharge, Approximation (REEDA). Revista Latino Americana de Enfermagem, vol 23,162-168. Doi: 10.1590/0104-1169.3633.2538.

Adam,LA.A. (n.d). Avaliação do conhecimento das mães sobre o autocuidado pós-parto no hospital universitário nacional de Ribat. Recuperado de (2015)

Baruah,B., Raddi,S.A.(2010). Um estudo para avaliar o efeito da radiação infravermelha (lâmpada) na cicatrização de feridas de episiotomia em mães pós-natais. Jornal da Federação Sul-Asiática de Obstetrícia e Ginecologia, vol(2),236-238.

Boskabadi,H., Ramazanzadeh,M., Zakerihamidi,M.,& Omran,F.R.(2014). Factores de risco de problemas mamários nas mães e os seus efeitos nos recém-nascidos. revista médica do crescente vermelho iraniano, vol 16. Doi: 10.5812/ircmj.8582

Bouhours ,A,C.,Bigot,P., Orsat,M., Hoarau,N., Descamps,P., Fournié,A.,& Azzouzi,A.R.(2011). Postpartum urinary retention .Cochrane Database of Systematic Reviews, vol (21),117.Doi: 10.1016/j.purol.2010.08.001

Brown,D., &Langdon,C.(2014). A fita terapêutica Kinesio Elastic diminui o ingurgitamento mamário em mulheres no pós-parto? Associação de Consultores de Lactação dos Estados Unidos, vol 5(2), 67. Doi.org/10.1891/2158-0782.5.2.67

Bennett,R.(n.d).Engorgedbreasts.Retrived2013.Fromhttp://www.babycareadvice.com/b abycare/gener al help/article.php?id=85

Bonyata,K(n.d).Engorgement.Retrieved(2016).Fromhttp://kellymom.com/bf/concerns/ mother/engorg ement/.

Cavkaytar,S.,kokanali,M.K.,Baylas,A.,Topçu,H,O.,&Lalelia,B.,&Ta§çi,Y.(2014).Postp artum urinary retention after vaginal delivery: Avaliação de fatores de risco em um estudo de caso-controle. Jornal da Associação Turca Alemã de Ginecologia, vol (15),140-141. Doi :10.5152/jtgga.2014.1310.

Caldwell,P.(n.d).Afterpainrelieftincture.Retrieved(2016).Fromhttps://herblore.com/product s/after-pain-relief-tincture

Duman ,N,B.(2015). O efeito do aconselhamento fornecido no segundo dia pós-parto através de visitas domiciliares sobre o sucesso da amamentação na Turquia: estudo

randomizado e controlado. Revista de Educação e Prática de Enfermagem, Vol(2),96-97.
Doi.org/10.5430/jnep.v2n1p91

Deepthi,S.M (n.d).Effectiveness of nursing interventions in the reduction of after-pains
among postnatal mothers in selected hospitals at Mangalore. Obtido em (2012).

Deussen, AR., Ashwood,p.,& Martis,R.(2011). Analgesia para alívio da dor devido a
cólicas/involução uterina após o parto. Base de dados Cochrane de Revisões Sistemáticas
, edição 5.De http://www.ncbi.nlm.nih.gov/pubmedhealth/PMH0013106/

Dewi,V.N.L., Ayuningtyas,I.F.(2015).O infravermelho é mais eficaz na cicatrização de
feridas no períneo durante o pós-parto do que o iodo. Revista Internacional de
Investigação em Ciências Médicas, vol (3),56-59. Doi: 10.18203/2320-
6012.ijrms20151513

De Oliveira, M. , Parker, L. , Ahn, H. , Catunda, H. , Bernardo, E. , de Oliveira, M. ,
Ribeiro, S. , Calou, C. , Antezana, F. , Almeida, P. , Castro, R. , de Souza Aquino, P. e
Pinheiro, A. (2015) Preditores maternos para a qualidade de vida no pós-parto em mães
brasileiras. Saúde, 7, 371380. Doi: 10.4236/health.2015.73042.

Dupuis, O. (2015). Hemorragia pós-parto e retenção urinária pós-parto: o esvaziamento
pode ser a melhor forma de evitar a hemorragia pós-parto? Revista internacional de
obstetrícia e ginecologia. Vol (8), 1023-4. Doi: 10.1111/j.1471-0528.2011.02999.x

Derricott,B.Postpartumcare.(n.d).Retrieved2013.Fromhttp://Www.Nursingceu.Com/Co urses/427/In dex_Nceu.Html.

Eghdampour ,F., Shirazi,H.D., Haseli,A., kalhor,M.,& Naghizadeh,S. (2014). O impacto do Aloe vera na dor da episiotomia e na cicatrização de feridas em mulheres primíparas. Avanços na revista de biologia ambiental, vol (8), 552-558. Página inicial da revista: http://www.aensiweb.com/aeb.

El-Saidy,T.M.K., &Aboushady,R.M.N.(2016). Efeito de duas abordagens diferentes de cuidados de enfermagem na redução do ingurgitamento mamário em mulheres pós-natais .Journal of Nursing Education and Practice, Vol. 6, No. 9 . http://dx.doi.org/10.5430/jnep.v6 n9p18

Ebirim ,L,N., Buowari ,O,Y.,& Ghosh ,S.(2012).Aspectos Físicos e Psicológicos da Dor em Obstetrícia. A maior editora de livros de acesso aberto de Ciência, Tecnologia e Medicina do mundo, Capítulo 9. DOI: 10.5772/53923

Eapen, F., Sara ,S., Fernandes, S., Philomena,H.(2013).Effectiveness Of An Information Booklet On Home Remedial Measures For Breast Engorgement. Revista da Universidade Nitte de Ciências da Saúde, Vol. (3) Edição 3, p 8-12.

Field,T.(2010).Massagem na gravidez e no parto. Revista especializada em Obstetrícia e Ginecologia, vol 5, 3-4. De http://www.ncbi.nlm.nih.gov/pmc/articles/PMC2870995/

Francisco,A,A., Kinjo, M,H.,Mendes, E,D,P.,Oliveira,S,M,J,V., da Silva ,R,L.,&

Bosco,C,D.(2014).Associação entre trauma perineal e dor em mulheres primíparas.Journal of rev esc usp, vol 4839-44. DOI: 10.1590/S0080-623420140000600006

Frissora,C .(n.d). Prisão de ventre durante a gravidez e após o parto .Retrived (2015) .F romhttp://www.pregnancy.org/article/constipation-during-pregnancy-and-after-birth

Gadiya,P., koshy,S.,& Ravindra,H.N.(2014).Effectiveness of Planed Teaching Programme on Episiotomy care. Journal of Nursing and Health Science, Vol (3), issue 6,p (31-32.From file:///D:/thesis/pdf/discussion/Gadiya%202014.pdf

Ganji,Z.,Shirvani,M.A.,Abhari,F.R., Danesh, M.(2013). O efeito do calor e do frio locais intermitentes na dor do parto e no resultado do nascimento da criança. Revista do Irão de investigação em enfermagem e obstetrícia, vol 18(4), 298-303.De https://www.ncbi.nlm.nih.gov/pmc/articles/PMC3872865/

.

Giugliani,R.J.(2004).Problemas comuns durante a lactação e seu manejo. Jornal de Pediatria, Vol. 80, 148. Doi.org/10.1590/S0021-75572004000700006

Directrizes nacionais do Ministério da Saúde do Canadá (2012), da Perinatal Services Bc Obstetrics Guideline 20 Postpartum Nursing Care Pathway, página 3.
Disponível em file:///D:/thesis/pdf/care%20of%20post/nursing%20role.pdf

Golezar,S.(2016). Efeito do Ananas comosus na dor perineal e na cicatrização de feridas após episiotomia: Um ensaio clínico randomizado, duplo-cego e controlado por placebo. Revista médica do crescente vermelho iraniano, vol 18, 1-2. DOI: 10.5812/ircmj.21019

Gursoy,A,Y.,Kiseli,M.,Tangal,S.,Caglar,G,S.   Haliloglu,A,H&   Cengiz,S,D.(2015). Retenção urinária prolongada no pós-parto: Um relato de caso e revisão da literatura. Safr journal Obstetric and Gynecology ,vol(21),P 49. DOI:10.7196.SAJOG.844

Hammes ,T., Sebold,L.F., &Kempfer,S.S.,& Girondi ,J.B.R.(2014). Cuidados de enfermagem na adaptação pós-parto: percepções de mães brasileiras. Journal of Nursing Education and Practice, Vol. 4 (12), p 126-128. http://dx.doi.org/10.5430/jnep.v4n12p125

Hashemi,S.A., Madani,S,A.,& Abediankenari,S.(2015). A revisão sobre as propriedades do Aloe Vera na cicatrização de feridas cutâneas. BioMed Research International Journal , vol (6) .Article ID 714216,. http://dx.doi.org/10.1155/2015/714216.

Huang,S.H, Fang,L.,& Fang,S.H.(2014).The Effectiveness of Aromatherapy with Lavender Essential Oil in Relieving Post Arthroscopy Pain, JMED Research, Vol(4).Doi: 10.5171/2014.183395.

Hammes,T.,Sebold,L,f.,Kempfer,S,S.,Girond,J.,B,R.(2014):Cuidados de enfermagem na adaptação pós-parto: percepções de mães brasileiras ,Journal of Nursing Education and Practice, Vol(4), No 12 . DOI: .org/10.5430/jnep.v4n12p125.

Jeanette,L.(2010).Disfunção miccional pós-parto e retenção urinária. Revista australiana e neozelandesa de obstetrícia e ginecologia, vol50,502-503. Doi:10.llll/j.1479-828X.2010.01237.

Jiji,D., &Benjamin, B,A.(2014). Conhecimento e atitude das mães pós-natais em relação ao autocuidado após o parto em maternidades selecionadas em madurai Journal of Science ,Vol (4) , Issue 1, p (4044).

Kadam,S., Tata,S.(2015). Impacto de um programa de educação estruturado em mães pós-parto relativamente a pequenos desconfortos. International Journal of Science and Research (IJSR),Vol(3), Issue 5, Page 3-4.Doi 020131725. www.ijsr.net

Kannall,E.(n.d) .A melhor forma de aliviar a obstipação pós-parto por cesariana. Retrieved Jun 11, 2015.From http://www.livestrong.com/article/22367-way-relieve-post-csection-constipation Erica.

Kannall,E.(n.d).How to Prevent Constipation for Breast-feeding Moms. Retrieved Jan 22, 2015.Dehttp://www.livestrong.com/article/505721-how-to-prevent-constipation-for-mom-when- amamentação /

Kavya,H.C.(2013).Um estudo para avaliar a eficácia do ensino sobre conhecimentos relativos à prevenção e gestão de complicações mamárias seleccionadas entre mães primíparas em hospitais seleccionados em Hassan. Recuperado (2013).

kavitha, P., prasath, R, A., &krishnaraj, P.(2016).Um estudo para avaliar o conhecimento sobre os cuidados da mãe canguru entre as mães pós-natais. Revista internacional de avanços em gestão de enfermagem, vol 4 (2) ,P 6-7 .DOI :10.5958/2454-2652.2016.00031.7

Kalinowski,L,C., Favero,., Carraro,T,E., Wall,M,L.&Lacerda,M,R.(2012).Primípara pós-parto no domicílio e cuidados de enfermagem associados: teoria fundamentada. Revista Brasileira de Enfermagem online,Vol 11, No 3, ISSN: 1676-4285. Doi: http://dx.doi.org/10.5935/1676-4285.20120046

Lim,A., Song,J., HuR ,M .H., Lee, M.K. &Lee,M.S.(2015). Compressão de repolho cuidados mamários precoces sobre o ingurgitamento mamário em mulheres primíparas após o parto cesáreo: um ensaio clínico controlado. International journal clinical experience medicine,vol8(11),P 21335- 21336.www.ijcem.com/ISSN:1940-5901/IJCEM0015346.

Lalitha, H.(2016). Um estudo para avaliar o conhecimento sobre autocuidado durante o período pós-natal entre mães primíparas em uma maternidade selecionada .International Journal of Applied Research, Vol 2(4): 711-712.

Fortney, J. A ., KotelchuckL, M .& Glover ,H.(2013) O período pós-parto: a chave para a mortalidade materna. Jornal Internacional de Ginecologia e Obstetrícia, Vol (54), Edição 1, Páginas 1-10. Doi.Org/10.1016/0020-7292(96)02667-7

Mangesi, L.,& Dowswell,T.(2014). Treatments for breast engorgement during lactation - Revisão sistemática da base de dados Cochrane, vol(28) p ,6 : Doi:10.1002/14651858.CD006946.pub2

Manjula ,P.,Anutha,R .A. O.,& Ranjani ,P.(2012).Effectiveness of honey versus Betadine on episiotomy wound healing .Manager Journal on nursing , vol(2) p ,32-33.From https://www.deepdyve.com/lp/i-manager-publications/effectiveness-of-honey-versus-betadine-on- episiotomy-wound-healing-M2d2BIyUIs

Mandour, H.E.Z.H.(2015).Impacto da intervenção de enfermagem no ingurgitamento mamário em mulheres com cesariana. Revista Internacional de Ginecologia e Obstetrícia, Vol(64), Edição 1, P 55.

Mohamed, H.A., El Ngger,N.,& Lamadah,S.M.(2012) .Perspectivas das mulheres em relação à qualidade dos cuidados de enfermagem pós-parto no Ain Shams Maternity Hospital-Cairo, Egipto. Revista de Ciência Americana, 8(2), P 376

Mohamed,H.A.,& El-Nagger,N.S.(2012). Efeito das instruções de auto-cuidado perineal sobre a dor da episiotomia e cicatrização de feridas de mulheres no pós-parto. Journal of American science, vol8(6), P 640. http://www.americanscience.org.

Mohammadi,A.,Charandabi,S.M.A.,Mirghafourv,M.,Javadzadeh,Y.,Fardiazar,Z.,&Dary ani,F.E20 14). O que é a canela? Efeitos da canela na dor perineal e na cicatrização da episiotomia: um ensaio aleatório controlado por placebo. Editorial do Journal of Integrative Medicine, Vol. 12(4),360-361. http://dx.doi.org/10.1016/S2095-

4964(14)60025-X

Myles,S.k., Noel-Weissj., Dunn,s.,Peterson,w.& Cotterman,k,j.(2015).Maternal intravenous fluids and postpartum breast changes: a pilot observational study. International Breastfeeding Journal, vol(10), P 18, DOI: 10.1186/s13006-015-0043-8

Mirzaee,k., Ghadikolaee,S,O., Shakeri,M,T.& Bazzaz,S,M,O.(2015).Maternal Knowledge on Postpartum Care in Healthcare Centers of Mashhad, Iran. Jornal de Obstetrícia e Saúde Reprodutiva, vol,3(4), 458. DOI: 10.22038/jmrh.2015.4810

Missiriya,S. (2016). Conhecimento e Prática das Mães Pós-Natais em relação à Higiene Pessoal e Cuidados com o Recém-Nascido . International Journal of Pharmaceutical Sciences Review and Research, vol,

40(1),89.http://globalresearchonline.net/journalcontents/v40-1/18.pdf

Metzger,S.(n.d). Massagem pós-parto: Birth & Beyond.American Pregnancy Association (Associação Americana de Gravidez). Recuperado

(2015).http://americanpregnancy.org/first-year-of-life/postpartum-massage/

Mohamed,S.S.(2015).Efeito da ingestão de tâmara de palmeira na amamentação e na involução

uterina.Https://Www.Google.Com.Eg/?Gfe_Rd=Cr&Ei=E19dv8psc4hu8wec2rrada&Gws_Rd=

Ssl#Q=E ffect+Of+Eating+Palm+Date+On+Breast+Feeding+And+Uterine+Involution

Namboothir ,S., Viswanath ,L.(2016)Natureza e características da dor pós-parto em mães internadas em hospital terciário no sul da Índia.International Journal of Reproduction, Contraception, Obstetrics and Gynecology, vol5 (9), P 3041-3045. DOI: org/10.18203/2320- 1770.ijrcog20162981.

Nethravathi,V., Kshirsagar,N.S.,& Kakade,S.V.(2015) Effectiveness of Infrared Lamp therapy on healing of episiotomy wound among postnatal mothers. Revista de ciências da saúde, vol(9), p 2.

Namutebi, M.(2013). Conhecimentos das mães de primeira viagem sobre os cuidados pós-parto. Disponível em http://hdl.handle.net/10570/2943

Oleiwi,S.S,& Ali,R.M.(2010).Eficácia de uma intervenção orientada para a instrução de mulheres primíparas sobre episiotomia e cuidados auto-perineais no Hospital Ibn Al-Baladi .

Patil,N,V., Satwe,V., Mohite,V,R., Salunkhe,J.A., Samson,S., Mulani,A.(2016)Um estudo para avaliar a eficácia do folheto informativo sobre cuidados pós-natais entre as mães primíparas no Hospital Krishna, Karad, Índia. Revista internacional de investigação e desenvolvimento inovadores, vol5, ISSUE 7.P (176-177)

Pavithra,E.J.P, Poojamol,K.B.,& Joseph,V.M.(2015). Um estudo para avaliar o efeito do programa de ensino estruturado na prevenção e gestão do ingurgitamento mamário entre as mães pós-natais admitidas na enfermaria pós-natal, num hospital terciário selecionado, distrito de kanchipuram, tamil nadu, Índia. Revista internacional de investigação científica, vol(4) ,p 9

Priyadarshini,T, Bagavathy,S.,& Kanachana,S.(2016). Eficácia do pacote de cuidados de saúde no conhecimento e atitude em relação a doenças menores durante o período pós-natal . Revista Internacional

de Enfermagem Obstétrica, Ginecológica e Neonatal vol 1 ,Issue 1 ,p 1-2

Poonam ,S.(2014).Um estudo para avaliar o conhecimento das mães pós-natais relativamente ao ingurgitamento mamário .international journal of nursing education.vol5, issue 2, page 130-131. Doi 10.5958/j.0974-9357.5.2.079

Raman, S.(2015). Eficácia do auto-cuidado perineal e cuidado perineal assético para a cura de feridas de episiotomia entre mães pós-natais. International Journal of Current Research and Academic Review, Vol(3), P 360. www.ijcrar.com.

Rajan,E.,& Nayak,S. (2014).Effectiveness of self-instructional module on knowledge of post operative self care for mothers undergoing elective caesarean section in selected hospitals, mangalore. Nitte University Journal of Health Science, vol4(3)P 41. file:///D:/thesis/pdf/discussion/Rajan and Nayak 2014.pdf

Ranasinghe,P.,Pigera,S.,   Premakumara,G.S.,   Galappaththy,P.,   Constantine

,G.R.,&Katulanda,P.(2013). Propriedades medicinais da canela "verdadeira" (Cinnamomum zeylanicum): uma revisão sistemática. Medicina Complementar e Alternativa, vol(13),P 275.

Sagar,N., Kaur,j., Jindal,p(2015). Efeito do banho de assento na redução da dor da episiotomia e na cicatrização de feridas em mães pós-natais. Revista internacional de investigação atual, vol.7, 12462. Disponível online em http://www.journalcra.com

Sheikhan,F., Jahdi,F., Khoie,E.M., Alizadeh,N.S., Sheikhan,H., &Haghani,H.(2011). Alívio dos desconfortos da episiotomia usando almofadas de gel frio em mulheres iranianas primíparas (um estudo comparativo). Revista de Investigação de Ciências Médicas, vol (5), p 150-154. DOI: 10.3923/rjmsci.2011.150.154

Sokur,T., &Dubrovina,N.N.(2013). Utilização de lactulose no tratamento da obstipação durante a gravidez e pós-parto. Revista científica e prática de obstetrícia e ginecologia, vol(8), p 245. De http: //www.ai g-j ournal .ru/en/archive/articl e/12108

Solehati,T.,& Rustina,Y.(2015).Técnica de relaxamento de Benson na redução da intensidade da dor em mulheres após cesariana. Revista de anestesiologia e medicina da dor, vol 5(3). http://www.ncbi.nlm.nih.gov/pmc/articles/PMC4493735/

Sousa,L.D., Haddad,M.L., Nakano,A.M.S.,& Gomes,F.A.(2012). Tratamento anon farmacológico para aliviar o ingurgitamento mamário durante a lactação: uma revisão integrativa da literatura. Revista científica brasileira, vol.46 p2. Doi.Org/10.1590/S0080-

62342012000200028

Srn,B.B.W., koh,S., Hegneyrn,D.G.(n.d).Retrived (2014).The effectiveness of cabbage leaf application on breast engorgement in breastfeeding women. http://connect.jbiconnectplus.org/viewsourcefile.aspx?0=469

Sault, T, W., Toffler,W,L.,& Shackles,J,Y.(2013).Retenção urinária pós-parto. .
Cochrane Database of Systematic Reviews, vol(4),341.
http://www.ncbi.nlm.nih.gov/pubmed/1746303

Sullivan,D.(2016).Sete realidades dolorosas da recuperação pós-parto. Recuperado de http://www.momlifetv.com/article.php?id=143

Stoppler,M .C.(n.d).Episi otomy.Retrieved2015.Fromhttp://www.medi cinenet.com/episi otomy/ arti cle. htm

Staff,H,W.(n.d).BreastEngorgement.Retrived,2015
.Fromhttp://www.uofmhealth.org/health- library/hw133953

Stang, D.,& Nall,R. (n.d).Sitz bath. Retrieved October 20, 2015.From http://www.healthline.eom/health/sitz-bath#Overview1

Tafazoli,M., &Ahmadabadi,M.K.(2014). Avaliação dos Factores que Afectam a Dor Posterior em

Mulheres multíparas que deram à luz no Hospital Mashhad 17-Shahrivar, Mashhad, Irão . Jornal de obstetrícia e saúde reprodutiva, vol 2(1), p 60-61.

Tiwari,A,P., Pareshbhai,P,V., Rajendrakumar, P,B.(2016). Conhecimentos sobre problemas mamários pós-natais seleccionados e sua gestão entre mães pós-natais. Revista Internacional de Investigação Avançada (2016), Volume 4, Issue5,p 687. DOI:10.21474/IJAR01

Turawa,E.B.,Musekiwa,A.,& Rohwer,A.C.(2014).Intervenções para o tratamento da obstipação pós-parto. Cochrane Database of Systematic Reviews, Issue 9.DOI: 10.1002/14651858.CD010273.pub2.

Varghese,C.M.,(2010). um estudo para avaliar a eficácia do programa de ensino estruturado sobre os conhecimentos relativos a doenças menores seleccionadas do puerpério entre mães primíparas numa área selecionada de raichur tese não publicada.

Wan, H., Hu, S., Thobaben, M., Hou, Y., Yin,(2016). Cuidados de enfermagem primários contínuos aumentam a satisfação com os cuidados de enfermagem e reduzem os problemas pós-parto de grávidas hospitalizadas. Revista da mulher enfermeira contemporânea, vol(37), issue2,p1-5 Doi.Org/10.5172/Conu.2011.37.2.149

Witt,A.M., Bolman,M., Kredit,S., &Vanic,A.(2016). Massagem terapêutica da mama em lactação para o tratamento de ingurgitamento, ductos obstruídos e mastite .Cochrane Database of Systematic Reviews, vol 32(1),p 123. Doi: 10.1177/089033441561943

Webb,D,A.,Bloch,J,R., Coyne,J,C.,Chung,E,K., Bennett,I,M., &, Culhane,J,F.(2013) . Sintomas físicos pós-parto em mães recentes: a sua relação com limitações funcionais e bem-estar emocional. Cochrane Database of Systematic Reviews vol 35(3),p 179-87.Doi:10.1111/j.1523- 536X.2008.00238.x

Walker,M.(2013).Breast feeding and breast Engorgement. Revista internacional da liga do leite, vol 20, p 11-12

Zahra,A., &Leila ,M.K.S.(2013). Massagens de aromaterapia de lavanda na redução da dor pós-parto: Um ensaio aleatório controlado. Jornal Africano de Farmácia e Farmacologia Vol. 7(8),p 427-428. DOI: 10.5897/AJPP12.391

Zhou,y., Yang,Y., Fan,L.,zhu,Y., Jiang,Y., lie,Z., xiong,G.,Shen,J.,Su,Z.,Wu,P., Wang,D., &Wang,X.(2015).Observações sobre o efeito curativo da lactulose para a obstipação pós-parto com base num estudo de grande amostra.Interntional Journal Clin Exp Med,vol8,p 19169-1917.1. www.ijcem.com/ISSN:1940-5901/IJCEM0013459

Zamawe,C,F., Masache,G,C., & Dube,A,N.(2015). O papel da perceção dos pais sobre o período pós-parto e o conhecimento da mortalidade materna na aceitação dos cuidados pós-natais: uma exploração qualitativa no Malawi. Revista Internacional de Saúde da Mulher, vol(7),p587. Doi: 10.2147/IJWH.S83228

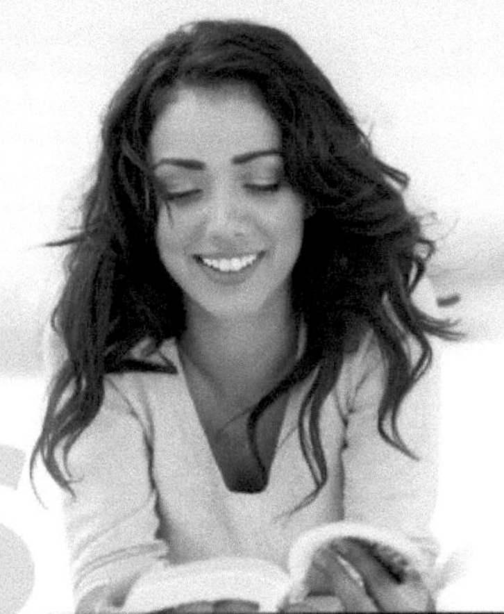

Buy your books fast and straightforward online - at one of world's fastest growing online book stores! Environmentally sound due to Print-on-Demand technologies.

Buy your books online at
www.morebooks.shop

Compre os seus livros mais rápido e diretamente na internet, em uma das livrarias on-line com o maior crescimento no mundo! Produção que protege o meio ambiente através das tecnologias de impressão sob demanda.

Compre os seus livros on-line em
www.morebooks.shop

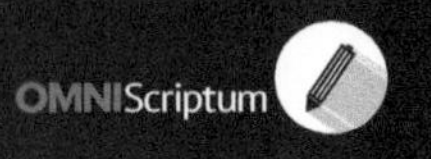

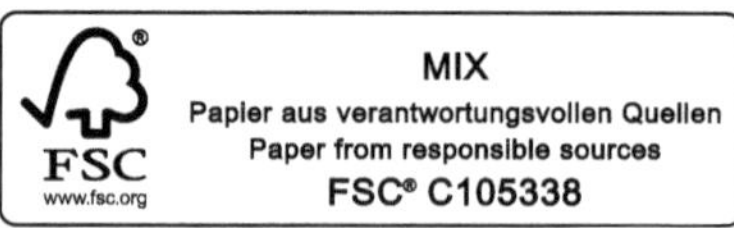

Printed by Books on Demand GmbH, Norderstedt / Germany